Manuel Rianço

L'Art du Massage Bien-Être

Manuel Rianço

L'Art du Massage Bien-Être

Le Toucher, précieux pour l'Être dans sa globalité

Éditions Vie

Imprint
Any brand names and product names mentioned in this book are subject to trademark, brand or patent protection and are trademarks or registered trademarks of their respective holders. The use of brand names, product names, common names, trade names, product descriptions etc. even without a particular marking in this work is in no way to be construed to mean that such names may be regarded as unrestricted in respect of trademark and brand protection legislation and could thus be used by anyone.

Cover image: www.ingimage.com

Publisher:
Éditions Vie
is a trademark of
International Book Market Service Ltd., member of OmniScriptum Publishing Group
17 Meldrum Street, Beau Bassin 71504, Mauritius

Printed at: see last page
ISBN: 978-613-9-58852-7

Sur la pointe des pieds, je tiens en équilibre sur le fil de la vie. Je touche l'Univers avec le bout de mes doigts, j'explore les routes et les voies du monde.

Je suis dans l'accueil de ce qui se présente devant moi, je touche, je ressens, je trébuche, je me relève et je poursuis le papillon qui me montre sans cesse l'éphémère et précieuse vie qui coule en mon être.

Ce fleuve de vie qui me traverse, je plonge avec lui, dans sa mouvance, dans son impermanence. Quand je suis en harmonie avec son flux, tout me semble tranquille, calme et pourtant je suis dans la mobilité de son lit.

Je touche tous les territoires, je goûte toutes les saveurs, je prends conscience de mes essences, de mes profondeurs, de mes vertiges, de mes lumières mais aussi de mes failles, de mes tempêtes, de l'histoire dans laquelle je suis.

Je touche pour apprivoiser chaque seconde, j'explore pour sentir ce que je suis, qui je suis, qui je crois être. Au fil du temps, je perçois son illusion, je touche l'intemporel et la magnificence d'être SOI.

JE TOUCHE LA VIE.

Manuel Riança

L'art du massage bien-être
Le Toucher, précieux pour l'être dans sa globalité

HISTOIRE : LE TOUCHER, PRECIEUX POUR L'ÊTRE DANS SA GLOBALITE

Le toucher, ce sens si précieux et si vital pour l'évolution de l'être dans sa globalité. Une magie s'opère grâce à ce merveilleux sens étroitement et directement lié à tous les systèmes physiologiques de l'être humain. Cette approche ne peut pas être complète si les aspects énergétiques, vibratoires, sociaux et émotionnels y sont exclus. Le toucher modélise le corps, il fait écho avec nos vibrations, il symbolise la nourriture physique, émotionnelle et spirituelle de notre être, dans toutes ses dimensions.

Etroitement lié aux émotions, il explore le terrain de jeu de notre âme. Celle-ci ayant sa dimension et ses moyens pour nous donner des messages et des signaux « justes » en toutes circonstances de vie. Il est indéniable que le corps nous en apporte tout comme tous les corps qui composent les êtres holistiques si précieux que nous sommes. Sans se pencher sur le conscient, l'inconscient ou le subconscient, le toucher peut jouer des notes, reflets de l'état de l'être humain à chaque instant. Le toucher touche l'être pur que nous sommes, celui qui n'est identifié à aucun vécu, aucune mémoire corporelle, aucun héritage, l'être de lumière qui EST en chacun de nous. Il vient néanmoins éclairer ses héritages dont nous sommes porteurs à travers nos cellules, sans exclure notre vécu, notre éducation, nos croyances, nos filtres…

Les mémoires ancestrales et de notre histoire personnelle sont cristallisées dans les cellules qui composent notre véhicule, le corps qui représente notre image, notre manifestation et notre résultante physique de ce que nous sommes véritablement. Le toucher permet le « scanner » du ressenti, de rester en interaction avec cet être de lumière que nous sommes et il vient épurer et trier les couches qui, bien que présentes, ne représentent pas véritablement ce que nous sommes réellement.

Nous avons oublié toutes ces choses car notre conscience corporelle, en symbiose avec notre âme et notre esprit, a baissé considérablement. Toujours dans l'adaptation pour survivre, l'espèce humaine a évolué sur bien des aspects lui laissant une intelligence incroyablement développée. Cette intelligence qui a vu l'évolution de notre manifestation physique, en somme le cerveau qui symbolise une magistrale source justifiant de cette constatation.

Comme toute chose, l'intelligence, la conscience, le Toucher… Ces choses ne peuvent pas se développer en obstruant toutes les dimensions que chacune d'elle possède par nature. Elles le sont tout simplement.
Le toucher est le reflet de notre humanité. Il représente un véritable guide pour comprendre ce que nous sommes. Ayant chacun des lots qui ne nous appartiennent pas mais qui font grandement partie de cet être que nous sommes. Je ne peux pas vivre sans le toucher. Je ne peux pas Être sans le toucher. Je ne peux pas découvrir sans le toucher. Je ne peux pas prétendre à un équilibre psycho-émotionnel harmonieux sans le toucher. Bien que ce dernier aspect soit de nos jours une notion où le déséquilibre est une normalité.

Dans la symbolique, la peau représente notre manteau, elle couvre notre intérieur (tous nos organes, tous nos muscles, tout notre squelette) et elle est en contact direct avec le monde extérieur. Notre système nerveux est relié à notre peau grâce aux récepteurs sensoriels qu'elle possède. Ainsi, nous avons la capacité de recevoir différentes informations et de les traiter. Par exemple, nous pouvons distinguer le chaud du froid, nous sommes en mesure de ressentir la douleur, nous pouvons sentir le vent... Il y a une multitude de découvertes, d'analyses et de prise de conscience que nous faisons grâce à notre peau. Véritable protection de notre bagage génétique et notre survie permettant le fonctionnement de notre corps pour exprimer la vie en toute sécurité.

La peau accueille le toucher physiquement, cet organe précieux relié à toutes les pièces de la demeure que nous sommes. Cet organe si intelligent qu'il permet la régulation entre l'intérieur et l'extérieur. Le toucher vient frapper à la porte d'entrer afin de répondre à toutes les modalités d'entrée et accéder à toutes les pièces. Il est évident que si je rentre par effraction, les dommages peuvent être conséquents et seront stockés à l'intérieur. Ils ne représenteront pas la véritable demeure mais une pièce y sera consacrée naturellement pour archiver tous ces lots avec tous ces dossiers, toutes ces mémoires. Ma demeure met en interaction toutes mes pièces, y compris les parties invisibles, tous les corps subtils qui composent de manière holistique mon être. Le toucher toque à la porte d'entrée de cet ensemble qui est aussitôt alerté, consciemment et inconsciemment.

A la fois si précieux, si révélateur, si remuant.
Le Toucher est l'acte le plus fondamental de ma demeure, de ce que je suis.

Il existe depuis le début de l'humanité. On le retrouve dans toutes les civilisations ancestrales, quelque soient leurs cultures et leurs organisations sociétales.

Des peintures rupestres datant de la civilisation égyptienne représentent des actes de réflexologie plantaire, on perçoit l'importance du Toucher dans toutes les sociétés ancestrales, qu'elles soient patriarcales ou matriarcales.
Le Toucher est omniprésent, en soi avec soi, en soi avec autrui, en soi avec les objets, l'extérieur envers soi où la prise de conscience de notre corps peut aider considérablement dans l'harmonie entre la vision de ce que je suis et ce que je suis en réel.

Bien évidemment, l'Homme a fait énormément de progrès depuis sa venue sur Terre. Il a su maîtriser le feu, ce qui a considérablement marqué son évolution. C'est la partie de son Histoire la plus grande en soi, à l'image de tous les bébés qui chutent et se relèvent afin de maîtriser l'art de la marche et ainsi se déplacer et continuer l'exploration et l'évolution.

Ensuite, le langage est apparu. On retrouve de nombreux écrits, où les diverses formes d'expressions écrites peuvent être énumérées. Les dessins, les symboles, les diverses cultures mettant en œuvre l'écriture aussi riche soit elle chacune dans son code et ses significations. Depuis, la pensée a eu une autre dimension où son association au langage, écrit d'une part et parlé d'autre part vont avoir une interaction intime où la fusion est difficilement dissociable de nos jours. En effet, le langage va représenter des cartes sur lesquelles notre pensée vient s'appuyer, nous pensons comme des cartes représentatives du territoire. Or, ce que nous vivons, c'est le territoire.

De nos jours, il est vrai que le Toucher vient redonner la vraie source de la pensée et de ce qu'est l'Homme dans toute sa singularité. Revenir vers son unification, depuis la nuit des temps où il est venu se différencier, se dissocier, se diviser et même s'étudier lui-même et le monde de manière à étiqueter, ranger, codifier afin de se retrouver dans toutes ces majestueuses découvertes en harmonie avec l'évolution de son intelligence, l'art d'alimenter son intellect. Cette nourriture est fantastique en soi. Elle reste majestueuse lorsqu'elle accorde les notes de l'esprit et de l'âme.

Le Toucher vient symboliser les cordes reliant l'intellect et ce que l'être est véritablement au fond de lui. Il n'y a pas de mémoires, de croyances à faire disparaitre en soi sans les avoir conscientisées et acceptées. Bien qu'elles fassent parties de notre héritage, nous ne sommes pas ces mémoires, bien qu'elles puissent être portées par nous, nous ne le sommes pas. C'est ainsi que le Toucher est fédérateur de notre authenticité au travers du temps et des siècles. Il serait judicieux de venir toucher son intellect et celui de l'Homme afin de le nourrir dans sa pluridimensionnalité, ce qui revient à l'unicité, unir chaque Homme. La plupart des êtres humains sont découpés en plusieurs morceaux.

La symbolique la plus remarquable et en adéquation avec cet ouvrage c'est de souligner le corps et l'esprit, le mental et le corps, la tête et le corps. Ce qui se reflète inéluctablement à l'extérieur de l'Homme. Si chacun des hommes se mettraient à se réunir envers soi-même, cela aiderait à unifier le monde où diverses étiquettes, différences et autres éparpillements se retireraient de la scène naturellement. Le Toucher unifie les divers pôles de l'être humain.

Bien entendu, il n'est pas question de faire du Toucher un élément clé en ce point. Il est fondamental de rappeler les vertus du Toucher et les impacts potentiels en accord avec ce que l'Homme peut conscientiser. Là aussi, sur diverses thérapies, nous dissocions, nous divisons, nous mettons des noms différents alors que le fond est le même bien que la forme ait une différence. Tout est là et ne fait qu'un.

Au fil des mois, nous grandissons, nos autres sens se développent et viennent apporter des dimensions différentes à notre découverte du monde extérieur et de nous-même. Le toucher est le premier de tous nos sens. Nous pouvons par la suite mettre des images à nos premières découvertes tactiles grâce la vue. Ce processus est le même pour les autres sens : l'ouïe, l'odorat et le goût. Il fait partie de la constitution de notre personnalité. En effet, au sein de notre enfance, le toucher maternel tant dans sa quantité que dans la charge d'amour portée est un élément majeur dans la construction de notre être. Et nous ne cessons jamais de nous adapter pour vivre et survivre au sein de l'environnement dans lequel nous évoluons avec nos propres réflexes issus de notre propre expérience.

Nous apprenons ainsi à respecter des codes de conduites, des valeurs inculquées par l'éducation reçue au sein de notre société. Lorsque nous entendons nos parents dire « Ne touche à rien, je t'interdis de toucher, tu regardes avec les yeux et tu gardes tes mains dans tes poches », nous nous adaptons en inhibant notre soif de découverte par le toucher afin de faire plaisir à nos parents et ainsi apprendre des règles de vie en société. Celles-ci étant indispensables pour notre vie sociale et notre évolution au sein de notre parcours de vie. Dans toutes les sphères, toutes les sociétés, nous retrouvons le toucher en tout point. Le toucher est un besoin.

Au fil du temps, les cultures, les croyances, les religions et les philosophies de vie se sont multipliées. Il est indéniable que la différence, l'unicité de chaque être représente une richesse incommensurable pour le monde et autrui. Il est intéressant de capter les chemins empruntés dans les interprétations de l'Homme sur divers sujets, précurseurs de l'Histoire et des sociétés actuelles, étant la résultante de tout.

Le Toucher est au cœur de l'Homme. L'art du Toucher fait appel au pouvoir de l'humilité aussi grand soit-il afin d'ouvrir son cœur et son âme au service du corps et se laisser traverser par l'Univers afin de respecter, d'aimer l'autre dans toutes ses dimensions en l'aimant inconditionnellement, et ce, dénué de tout intérêt personnel. Dans l'art du Toucher, ici je rentre davantage dans l'art du massage bien-être, il y a l'art de se laisser toucher aussi. Nous pouvons facilement se réfugier derrière l'apprentissage de diverses techniques de massages et les prodiguer.

L'indispensable dans cet art viendra à soi tôt ou tard, à savoir mettre en lumière tous les aspects occultés dans la connaissance de soi en tout point. C'est ici que se laisser toucher devient important, et explorer ce que « Je suis ». Chacun son cheminement et ses évolutions personnelles ou pas. Chacun est libre. Le Toucher ne peut pas tricher, il vient tellement sur le terrain équilibré du corps, de l'âme et de l'esprit que cette quête d'équilibre se manifestera si l'un de ses aspects est obstrué, consciemment ou inconsciemment.

Le Toucher est exigeant avec la Conscience de celui qui le prodigue, c'est une règle d'or de l'art du massage bien-être.

Nous nous construisons essentiellement par « Maman, Papa ». Ensuite, nous rencontrons dans diverses sphères des influences modelant notre façon de penser, de voir le monde selon notre ouverture aux interactions ou l'accueil.

Dans des associations, à l'école, les médias, la radio, tout ce lot qui envahit notre quotidien effréné. Sans oublier les jeux vidéos et les influences commerciales pouvant réguler le calendrier de chacun. Nous excluons ici l'aspect inné. Néanmoins, il reste en soi, latent.

L'ouvrage de Lise Bourbeau « Les 5 Blessures qui empêchent d'être soi-même » définit des types de blessures émotionnelles, dites de l'âme, issues de l'enfance et que nous conservons comme des traces dans notre vie d'adulte. Bien que nous ne définissant pas, nous les portons et elles vibrent et font écho dans la vie nous amenant vers des agissements, des mécanismes, des charges en soi qui vont vibrer avec ces blessures qui nous façonnent. Les conscientiser apporte beaucoup de libération, les accepter apporte légèreté. Les 5 types de blessures : La trahison, le rejet, l'abandon, l'injustice et l'humiliation. Le toucher a une dimension pluridimensionnelle. Nous sommes touchés sans cesse, par le bruit, la musique, les mots, l'air, les énergies, les ondes, les situations, les gens, les relations, les médias…

Le toucher massage bien-être apporte une nourriture essentielle pour comprendre ces mécanismes, il vient toucher sur ces blessures mais également il touche l'être dénué de tous ces lots que nous traînons. Nous nous identifions tellement à ces lots ne nous appartenant pas que cela peut perturber et secouer.

Il est important que le Toucher massage bien-être puisse prendre une place à sa juste dimension dans nos sociétés occidentales. Il peut venir consoler notre enfant intérieur, il peut réveiller la bête blessée en soi, éclairée les zones d'ombres inexplorées qui sont bloquées par des peurs et des mécanismes nous éloignant de notre propre écoute, ce que nous sommes pour être pleinement, et ainsi agir et vivre des situations en harmonie avec ce que nous sommes. Il réunifie toutes nos parties, les êtres scindés en mille morceaux attachés à ses lots si ancrés en soi que de les sortir en symbolise une perte d'identité et peut engendrer des souffrances. Ces souffrances si libératrices et si illusoires à la fois. Ces cicatrices, ces traces, présentes en soi, en notre être. Toute émotion est juste dans l'ici et maintenant, les déclics peuvent provoquer des décharges qui n'ont rien à voir avec le présent.

Dans un idéal, nous devrions être épuré de tous ces lots, où nos cicatrices en symboliseraient nos forces et des tatouages fondateurs de l'amour que nous avons de nous. Les choses devraient en être ainsi. C'est ainsi que le toucher en devient un art. Il parle à l'âme, en conscience c'est plus magique mais même quand ce n'est pas conscient, il lui parle également, c'est ici que l'esprit modélisé par les croyances et le mental qui souhaitent tout comprendre et tout associer à ce qu'il croit et ce qu'il a comme repère, il est délicat d'en apporter des explications immédiates, la conscience de ces manifestations, étant une chance incommensurable pour se réaligner à soi dans sa totalité.

Les 5 types de blessures : La trahison, le rejet, l'abandon, l'injustice et l'humiliation. Le toucher, au sens propre comme au figuré, car tout compte, est représenté dans toutes ces blessures répertoriées. Je peux ressentir du rejet par manque d'être touché, je peux ressentir de l'abandon par la disparition totale et soudaine du toucher dans ma vie, je peux ressentir de l'injustice lorsqu'une situation me touche au plus profond de moi, je peux ressentir de la trahison lorsque ma confiance est touchée...Enfin, je peux ressentir de l'humiliation lorsque je fais l'objet d'attaques verbales ou non verbales, dans la construction de mon être, des conséquences peuvent être dévastatrices et les « cicatrices » profondément ancrées. Mon être (corps, âme, esprit) peut être profondément touché dans différents degrés. Il y a des personnes concernées par une, deux ou plusieurs de ces blessures issues de l'enfance. Dans son étude, elle associe également des morphologies ou des postures types à ces blessures. Tout ceci pour démontrer que tout est lié.

Notre corps n'étant pas dissocié de notre esprit. Ainsi, le corps porte en lui toutes ces mémoires, dont ces blessures mais pas uniquement. Il en est de même pour le quotidien et toutes les humeurs que nous pouvons avoir.

La dimension de l'instant présent doit être associée à tout ce lot dont nous sommes porteurs. Nous pouvons être affectés, autrement dit « touchés » par une personne, une situation ou un contexte favorisant diverses humeurs. Nous savons que dans cette dimension, rien n'est permanent et chaque jour possède sa vérité.

Il faut garder en conscience, en tant que Praticien en Massages Bien-Être de toutes ces informations. Chaque individu est porteur d'une histoire, de sentiments, d'émotions, d'états d'âme dans l'instant présent (à chaque moment, même si cette personne représente un client fidèle). Une personne peut être dans un jour de plénitude et le lendemain être dans l'agitation totale.

La paix intérieure, la joie peuvent nous habiter quelques heures et l'irritation, la colère ou être à fleur de peau les heures suivantes. Le toucher venant réveiller toutes nos mémoires depuis l'enfance, y compris l'héritage de nos ancêtres présents dans nos cellules mais également toute cette dimension de la vie de tous les jours remplies d'émotions et de sentiments différents.

Ajoutons que chaque être est unique et nous devons le considérer dans toute sa globalité. Le toucher nous révèle et il révèle aussi bien le massé que le masseur. Ne jamais oublier cette vérité.

Toute la vie nous vivons avec le toucher. La vie peut nous toucher à chaque seconde et nous pouvons toucher la vie à chaque instant.

L'être humain se nourrit de toute chose. Là où nous continuons à étiqueter, diviser, segmenter. La nourriture en tout point : lumineuse, énergétique, physique, émotionnelle, vibratoire… Le toucher peut entrer dans toutes ses sphères, lorsque l'harmonie s'invite dans l'amour inconditionnel et la bienveillance, il aide au développement de l'Homme pour l'équilibrer. Les enfants, prématurés ou non, bénéficient d'une aide précieuse à la croissance tant intérieure qu'extérieure pour révéler le véritable reflet de l'être, dans ce qu'il est dans sa globalité. A l'unissons pour l'unité, s'unir pour recoller toutes les pièces du puzzle de chacun et nous pourrons ainsi voir l'impact dans l'environnement. Nous mettons des théories pour analyser les interactions sociales, les relations humaines, l'être se fond dans des techniques utiles pour comprendre intellectuellement ou se protéger pour ne pas se révéler. Ceci dans un but de mettre à nu autrui ou déjouer tout tour visant à nous nuire.

Il est temps de s'aimer véritablement et de se connaître. Pour cela, il faut s'unifier et aller vers soi-même sans peur et offrir ce que l'on est soi au monde. Nous connaissons beaucoup de parcours de vie admirable où les transformations de certains êtres au cours de leur vie, un retour à soi, dans le choix de tendre vers cette formidable aventure qui devrait être une évidence pour chacun.

L'Homme a développé de belles créations techniques et modernes afin de vouloir avancer. Là aussi, unifier les progrès à l'être humain serait une belle réussite. Il faut d'abord se connaître soi et donc connaître autrui et ainsi toute l'humanité avant de prétendre à mettre en avant des progrès, aussi admirables soient-ils dans les intentions... La dualité ne peut qu'intervenir si l'unité ne s'est pas opérée avant tout.

Le temps est une illusion après laquelle l'Homme court depuis de trop nombreuses années maintenant. Les personnes âgées se révèlent aussi avec le toucher. Il vient rafraîchir telle une source de jouvence la mémoire lointaine, là où les souvenirs vont symboliser l'air qui ravive le feu intérieur, l'âme en soi. Bien qu'étant toujours dans l'instant, le présent englobe le passé et le futur à la fois, il touche toujours maintenant. La jouvence est en tout point, là aussi, l'homme se rappelle par accommodation, association, mécanisme naturel sur la mémoire. Ici, le Toucher a une particularité formidable. Il est directement lié aux émotions tout en rappelant, « ravivant » la mémoire lointaine.

Ainsi, de manière régulière, l'addition de ces phénomènes, peut amener vers une magnifique renaissance des personnes âgées. En ces lieux où de nos jours, l'aspect sociétal amène les familles à placer, catégoriser, regrouper ces publics où progressivement la perte de lien, de contact, de mouvement, peut diminuer considérablement ce feu intérieur qui les anime et les met en action, en enthousiasme, des élans venant de ces cœurs. Là où l'attente d'un final, d'une issue pour certains ou de l'angoisse d'une finalité pour d'autre... Malgré tous les efforts réalisés dans ces structures où de personnes admirables ayant choisi des métiers où le don de soi est énorme.

Là aussi, les fonctionnements économiques englobent toutes ces sphères pyramidales à courir après le temps, qui lui donne toujours l'impression d'être perdu, d'être insuffisant alors que chaque instant possède son immensité d'éternité si on s'est unifié à soi.

Nous avons évoqué le rôle de nourriture du Toucher, si vital au développement de l'enfant, à la croissance tant sur les plans physiques, psychiques et émotionnels pour guider naturellement chacun vers son propre équilibre et sa conscience de soi. Il favorise l'ancrage, où les êtres vivent sur le plan physique avec leur véhicule, le corps qu'ils habitent.

Il est impossible de dissocier tous les autres corps subtils faisant partie intégrante de ce que nous sommes : corps, esprit, âme sur le plan mental, émotionnel, spirituel, vibratoire, énergétique, cosmique, occulte... Beaucoup de termes pourraient s'ajouter à la liste. Tout est UN.

Les personnes âgées ont besoin de cette nourriture formidable que représente le Toucher. Bien entendu, les parcours de vie sont tous uniques et les souffrances aussi. Le corps est le révélateur de leur vie. Il raconte leur histoire, elle-même chargée des mémoires cellulaires des ancêtres, qui concernent tout être humain à tous les âges. De la naissance à la mort.
Le Toucher parle à la foi avec le passé, le présent et le futur.

Thématique indissociable de l'humanité, il n'étudie pas l'Homme, il le révèle naturellement dans son aspect le plus pur, si douloureux lorsque beaucoup de couches de souffrances, de mémoires ou d'un tas de choses n'appartenant pas à ce noyau pur mais qui pourtant les porte.

Tout est reflet, dans l'Histoire où le parfum patriarcal a commencé à venir depuis l'Égypte pour s'amplifier de plus en plus dans nos diverses sociétés, allant compenser les sociétés matriarcales d'antan, l'Homme se coupe de ce qu'il est. Le toucher portant ses étiquettes, allant même jusqu'à représenter un danger. L'homme a peur de se révéler, d'être révélé.

Des batailles pour défendre sa confrérie ou son idéologie… Saluer le mérite de ceux qui ont étudié longuement pour devenir des thérapeutes dans leur domaine est indispensable. Tout comme saluer le choix de celle ou de celui qui porte l'intention du cœur à apporter du bien-être à autrui. S'unifier tous, en restant à sa place.

Le Toucher porte une dimension curative naturellement. Il est analgésiant dans la durée. Le simple fait de mettre les mains en contact sur zone douloureuse va avoir un effet analgésique sur celle-ci. Il y a des vertus naturelles à portée de tous. Tout comme la Nature qui offre des remèdes précieux, un équilibre d'écosystèmes selon les zones géographiques où le hasard n'existe pas. Se défaire de ce que nous croyons posséder, sans étiquetage ou marque.

Chez les enfants prématurés, le toucher favorise la prise de poids et aide de manière optimale à la croissance. Chez les personnes âgées, le toucher représente un soutien majeur à la mémoire, il favorise l'effet de jouvence (diminution de l'angoisse et amélioration du système immunitaire, il vivifie le corps : l'esprit aussi de ce fait) et il diminue le sentiment de solitude (conscience de son corps dans son unité, relation à soi aidée : amour de soi augmentée). Il a été démontré que l'absence totale du toucher provoquait un retard de croissance et une inhibition des facultés mentales. L'éveil du corps se réalise par le toucher.

Nous prenons CONSCIENCE de notre corps. Il est indéniable que le corps ne peut pas se développer sans le toucher. Le toucher maternel apporte notre sécurité affective aidant en tous les aspects de la vie. Je me relie à ma source originelle, je prends conscience de ma propre identité, de ce que « JE SUIS ». Je peux ainsi me développer dans ma vie sociale, sentimentale, professionnelle, spirituelle. Sans le toucher, il m'est impossible de conscientiser de « qui je suis » et donc de me développer et d'évoluer.

L'absence de toucher est nuisible à la vie, nous mourrons à petit feu et nous cessons notre évolution vers notre propre épanouissement. A l'inverse des autres sens que la vie nous a donnés, le toucher est VITAL. Nous sommes en capacité de vivre et de nous développer sans voir, sans entendre, sans pouvoir identifier les odeurs ou même sans distinguer les saveurs. Bien entendu, la vie est différente avec un ou plusieurs autres sens en moins que le toucher. Certes, la difficulté est palpable pour se développer et vivre. La capacité d'adaptation pourra se vérifier avec un des autres sens en moins que celui du toucher. Ainsi, par mon propre développement, je favorise ma conscience de la relation à l'autre. Et j'ai besoin de l'autre pour prendre conscience de moi. Ma relation à moi-même et ma relation envers autrui grandissent ensembles.

Au sein des entreprises, le toucher est omniprésent. Nous saluons nos collègues, notre patron, nos clients...Nous nous positionnons par le toucher. On retrouve sa dimension sociale. En ce qui concerne notre mieux-être, le toucher est un vecteur anti-stress efficace. Il favorise l'adaptation à l'environnement, il mobilise les éléments nécessaires pour faire face à des situations et répondre à des exigences.

Le Bien-Être en entreprise connaît un essor depuis ces dernières années par diverses approches conduisant les salariés vers un mieux-être. En restant dans notre sphère du toucher, elle se développe de manière plus récente et elle va continuer son ascension. Les grosses structures font appel à des professionnels de la relaxation et de la dynamisation par le toucher depuis plus de dix ans aujourd'hui sur le territoire en France. Son développement continuera pour atteindre des petites et moyennes structures, nous y venons et le thème du bien-être des salariés se renforce législativement parlant.

Les services de gestion du stress par le toucher qui se répandent dans les entreprises répondent donc parfaitement à ce besoin.

Le toucher est davantage connu pour ses vertus relaxantes, le massage de relaxation le stipule jusque dans son intitulé. L'appellation de massage de bien-être accorde une place plus large. A juste titre, la dynamisation par le toucher est un champ où il mérite toute sa place. Des études ont démontré que le toucher apporte une amélioration de la vigilance et de l'attention et de nombreux métiers bénéficieraient des soins du toucher : les métiers qui nécessitent une attention soutenue, les métiers physiques (manutention, boucher, boulanger...); les métiers à risques (pompiers, policiers...) ou les métiers où le don de soi est important (infirmières, enseignants, éducateurs...).

Dans cette sphère de dynamisation de l'individu, le toucher représente un véritable acte de prévention en santé et d'entretien du mieux-être. Il renforce le système immunitaire, il remet en marche l'ensemble des fonctions du corps. Comme nous l'avons déjà évoqué, il est intéressant de repréciser que le toucher favorise la relation envers soi-même, envers les autres et envers l'environnement, le milieu extérieur. Dans tous les domaines de notre vie, il nous est indispensable, ici au sein des entreprises il retrouve toutes ses vertus vérifiées par plusieurs études afin de continuer sa progression dans le milieu professionnel.

Il existe un lien entre le toucher et le cerveau affectif. Le toucher est en étroite collaboration avec les systèmes nerveux, émotionnels et endocriniens. Ceux-ci en interaction dans divers systèmes physiologiques.

En allant plus loin, nous savons que même si un membre ou une partie du corps est sectionné(e), l'individu ressent quand même les sensations comme si la partie manquante existait. Cette information est intéressante car elle justifie le sentiment de bien-être éprouvé avec le toucher et elle fait ressortir l'importance et le rôle du toucher relationnel pour l'être humain.

La médecine chinoise, vieille de 5000 ans, possédait déjà ces savoirs. Dans la théorie du « qi », référence d'explication du fonctionnement de l'univers où elle met en avant l'unicité du tout, le fait que tout soit lié entre les astres, les galaxies et les êtres vivants, allant de la plus petite cellule jusqu'aux étoiles les plus éloignées de l'Univers, la théorie des 5 éléments, elle associe déjà le sens du toucher à l'organe du cœur. « Avoir le cœur sur la main » est une expression qui le démontre parfaitement. Encore faut-il être animé d'une intention pure à travers notre main.

Le toucher met en symbiose aussi bien le receveur que le donneur. Nul ne peut tricher par le toucher. Les mamans prodiguant le toucher à leur enfant voient leur équilibre personnel plus en harmonie.
Le toucher est donc un domaine de gagnant-gagnant. Tout le monde y trouve son compte et le masseur reçoit autant que le massé. On peut donc penser que le toucher affecte aussi le cerveau émotionnel de celui qui touche. Dans des séances de massages bien-être, on peut parler de communion entre le masseur et le massé.

A l'image de la danse qui met en scène un meneur et un suiveur qui se laisse guider et emporter avec le lâcher prise.

Le rôle du Toucher

Nous rappelons que le toucher sert à la construction de la personne. Il est le bâtisseur de toutes les structures qui composent l'individu dans sa pluralité. Dans l'existence même de son propre être, représentant les fondations et les bases de l'essence même de chaque être humain. Le toucher nous aide à prendre conscience de l'existence de ce corps qui est le nôtre. Par son biais, nous savons que nous sommes présents dans ce corps qui représente notre véhicule et avec lequel nous nous déplaçons dans le monde matériel. Cette conscience est concrète, elle est palpable, nous pouvons la mesurer. Le toucher vient ici nous apporter l'ancrage corporel. Il devient le sculpteur de notre identité et les œuvres que nous sommes sont sans cesse façonnées, sculptées tout au long de notre vie.

Sans le toucher, il n'y a pas de « Je suis ». Au sein d'une société où la plupart des individus se questionnent sur leur véritable identité, leur nature propre, leur véritable noyau caché sous les couches d'une image façonnée sur l'expérience et l'adaptation à la société. Nous sommes très peu à l'écoute de notre corps, autrement dit de nous, donc de « Je suis ». Tellement dissociés en plusieurs parties, nous nous dispersons et nous nous perdons car nous entretenons une ou quelques parties de notre être pluridimensionnel. Seul le toucher aide à unifier toutes ces parties qui nous composent.

Ainsi, il aide au développement de la connaissance de soi et à l'écoute de notre être. Encore faut-il bien se connaître. Trop peu d'entre nous peuvent le prétendre, y compris ceux qui pensent se connaître parfaitement. Il en va de soi que c'est le travail d'une vie.

Dans cette perspective, je prends conscience de mon existence physique et concrète dans la représentation même de mon image et de mes sensations au sein de ce corps, de mon corps, de MOI. Le toucher révèle notre humanité, il relie l'âme, l'esprit et le corps. Je suis l'addition de toutes ces couches formant l'être que je suis. Par le toucher, je ressens mon corps et mon corps peut vivre, mais surtout il peut exister. Le toucher représente la vie, il en est le fondateur, le symbole et sa conscientisation.

Le corps étant lié aux autres sphères de mon être, on sait que grâce au toucher, la vie est apportée au corps et ainsi transmises à mon esprit et à mon âme. Je sais que par la somatisation, je peux déclencher des manifestations corporelles suite à des pensées, à des contrariétés, à des émotions positives ou négatives ou encore à des représentations que je peux avoir de moi-même. Tout ce qui ne s'exprime pas s'imprime. Le corps est doté d'une mémoire extraordinaire. Elle est si puissante qu'elle débute dès notre vie embryonnaire, et ce, sans évoquer les mémoires de nos ancêtres que nous portons dans nos cellules. Il faut savoir que si le transfert peut aller de l'esprit au corps, il en va de même dans l'autre sens. C'est ici que le toucher voit son rôle unificateur de toutes les structures de chaque individu. Il est le symbole du pont qui relie le corps à l'esprit.

Si nous pouvons altérer certaines manifestations corporelles en allégeant notre esprit, nous pourrons également « toucher » nos peurs, nos pensées et observer celles-ci afin de les apaiser grâce au technique corporelle, le toucher du corps.

La mémoire corporelle étant révélée par le toucher, le Praticien en Massage Bien-Être doit avoir cette conscience de pouvoir potentiellement réveiller et révéler des parties de cette véritable « caisse de résonnance » que représente le corps. Le toucher est le ciment entre le corps et la conscience.

En dehors des aspects de base que le toucher apporte (sensations tactiles : mécaniques, thermiques, chimiques...), on vient ici dans une notion de conscience plus élevée de la représentation du toucher.

Nikola Tesla disait « Si vous voulez trouver les secrets de l'Univers, pensez en terme de fréquences, énergies et vibrations ». A l'image de la médecine chinoise au même titre que les autres médecines orientales (tibétaines, japonaises, indiennes...) ancestrales, cette notion de former un tout revient. Pour reprendre cette citation de Nikola Tesla, nous entendons ici d'autres dimensions que celle du toucher tactile de base proprement défini.
Les notions de fréquences, d'énergies et de vibrations sont ici évoquées. Nous sommes composés par ces notions. Le toucher vient ici jouer sur ces différentes notions. Le toucher au sens figuré du terme a toute sa valeur. Le visible et l'invisible, le matériel et l'immatériel. Le toucher énergétique, le toucher par fréquence, le toucher vibratoire...

Par le toucher, je peux explorer mon intérieur et mon extérieur. J'observe mes sensations, mes émotions, mes réactions lorsqu'un toucher m'accompagne. La musique peut me toucher, un film peut me toucher, une saveur peut me toucher, des énergies peuvent me toucher, des mots peuvent me toucher... Le toucher tactile peut me toucher sur toutes les sphères simultanément. En effet, véritable révélateur de mon humanité, de mes mémoires, de mes fréquences, de mes énergies, de mes vibrations.

Dans le Massage Bien-Être, le praticien possède lui-même sa propre nature, son propre toucher, son humanité. C'est là que nous pouvons expliquer les résultats différents entre praticiens utilisant les mêmes techniques.
Le seul point commun qui les réunit sera l'effet mécanique prodigué par les techniques corporelles acquises lors de leur apprentissage. Là où le toucher prend tout son sens et sa spécificité c'est que l'humanité du masseur, le toucher du masseur, les énergies du masseur ou sa vibration peuvent faire écho, à des degrés plus ou moins fort, avec l'humanité, le toucher, les énergies et les vibrations du receveur.

Le toucher est le reflet de mon identité, le miroir de mon être. Il est le « scanner du ressenti » par prédilection. Si dans la vie, des personnes, des lieux, des odeurs, des saveurs, des situations nous « touchent » davantage, c'est que nous faisons écho avec ce qui nous touche. Toutes les vibrations, les énergies, les fréquences proches de mes propres vibrations, énergies et fréquences vont se reconnaître et communier ensembles. Ces manifestations vont déclencher des émotions, des sentiments...car je vibre...Une partie de moi est en résonnance avec une partie extérieure qui est aussi un reflet. C'est pourquoi nous pouvons nous sentir perdus dans une société ayant des références en modèle et des critères de goûts où tout possède une étiquette. Nous avons tous des goûts différents et une sensibilité qui nous est propre.

Dans la pratique du massage bien-être, le praticien possède une dimension artistique, intuitive et sensitive. En complément des techniques, il accueille chaque individu dans leur unicité. La conscience de tout ce qui est expliqué ci-dessus doit être permanente. En tant que praticien, je ne peux pas tricher, je dois être animé d'une intention pure, d'une position juste, d'une bienveillance optimale afin de mettre en avant le RESPECT.

Ce qui va émouvoir autrui ne va pas forcément m'émouvoir. L'erreur à ne pas commettre dans l'art du massage bien-être, c'est de ne pas masser comme on aimerait qu'on nous masse. Une attention particulière en ce point est INDISPENSABLE. Je ne suis pas l'autre et il n'est pas moi. La projection et le transfert sont des éléments que nous évoquons dans la partie « la psychologie du toucher ».

Pour l'expliquer avec une métaphore : Chaque être peut représenter un instrument de musique. Chaque instrument possède son histoire, certains ont été traités avec respect, d'autres ont été malmenés. Ces instruments se présentent dans un état à un instant T aux mains du musicien. L'artiste accueille l'instrument avec son histoire, ses particularités, ses imperfections... Cet instrument est écouté, observé... Le musicien va alors faire tout son possible pour produire la plus harmonieuse des mélodies avec cet instrument tel qu'il se présente. Il va non seulement produire cette mélodie mais il va surtout faire prendre conscience à l'instrument que cette mélodie provient de lui-même et ainsi il peut se sentir vivre et laisser dans cette communion l'artiste l'inviter dans ses profondeurs.

Dans le massage bien-être, chaque être est un instrument unique. C'est à lui de l'accueillir tel qu'il est afin de faire vibrer harmonieusement celui-ci.
L'être humain vit beaucoup de choses, plus ou moins belles. Par exemple, une sortie dans un restaurant où un chanteur fait parler son talent sur scène. Pour

peu que l'addition de tous les instants procurent des émotions intenses et fortes. L'être humain va immédiatement associer toutes les émotions positives, tout ce sentiment de bien-être de ce moment à tout ce qui le compose. Y compris s'il est accompagné. Il peut d'ailleurs associer tous ces bienfaits à la personne juste pour ce moment. C'est pour cela que l'on peut se déclencher diverses émotions en mémoire à divers moments passés.

Lors d'une séance de massage bien-être, l'individu peut associer le praticien à tous les bienfaits emmagasinés lors de la séance. Il est primordial et vital pour le praticien de ne pas saisir ce raccourci fait par le receveur. Nous pouvons accueillir, observer tous les bienfaits procurés et exprimer de la gratitude. Mais en aucun cas s'associer soi-même à cette représentation faite par le client. La séance peut faire appel à des mémoires mêmes inconscientes où ce sont celles-ci qui sont associées directement à l'état procuré. Le toucher est libérateur, il épure pour aller vers son essentiel. Le praticien peut en être le « vecteur ». Par exemple, il est possible de vivre des situations particulières pendant une séance. Des pleurs, de la joie, un amour ressenti par le receveur, des tremblements... C'est là que le toucher du praticien doit s'accompagner de présence. Laissons la manifestation se produire, certaines formes de manifestations corporelles peuvent impressionner. Toutefois, le praticien est là pour montrer sa présence.

Le rôle du toucher est la synthèse de deux aspects : une séance de massage bien-être est une véritable réussite lorsque l'aspect technique (procure la détente et/ou la dynamisation mécanique, physique) et l'aspect vibratoire (fréquences, énergies, vibrations) se combinent pour ne faire qu'un. On trouve souvent l'aspect technique dans la majorité des cas. Ce qui rend un Praticien en Massage Bien-Être complet, c'est lorsque dans la majorité de ses séances la combinaison des deux aspects se réalise par « son toucher ».
Le toucher est en ce sens une nourriture physique, psychique, émotionnelle par la libération et l'apport.
Socrate disait « connais-toi toi-même », c'est une clé importante pour l'individu qui se connaît. Le toucher nous révèle sans cesse.

Le toucher est une pratique de « guérison » qui remonte à l'aube de l'humanité. On trouve des traces de l'utilisation des mains à des fins thérapeutiques dans les peintures rupestres de certaines grottes des Pyrénées datant de l'ère glaciaire (15000 ans avant J-C).

Loin d'être propre à une seule culture ou à une seule époque, le toucher est une pratique curative qui fut très répandue, notamment en Chine, en Inde, au Tibet, en Egypte et même en Europe.

Depuis toujours en orient il est une hygiène de vie, en revanche en occident dans notre civilisation judéo-chrétienne, le corps était relié au plaisir de la chair, aux pulsions primaires, on privilégiait l'esprit relié au divin, on ne touchait pas ou peu, malgré tout, le toucher a toujours été pratiqué : au début du V siècle av J.C., Hippocrate, « le père de la médecine » écrivait « le médecin doit avoir l'expérience de beaucoup de choses, mais à coup sûr du massage... car le massage peut assouplir une articulation enraidie, ou au contraire, corriger une hyper laxité ».

Au cours du Moyen âge, il fut surtout pratiqué à la campagne avec les rebouteux, les magnétiseurs... Au XVI siècle, il revint en faveur grâce au médecin français Ambroise Paré. Plus tard, au début du XIX siècle, un suédois du nom de Per Henrik Ling mit au point ce qu'on appelle aujourd'hui le massage suédois.
Dans les années 70 en Amérique, avec le mouvement Hippie, il réapparait avec le massage californien. Il était messager d'amour et pacifiait le cœur des Hommes.

C'est un large éventail de techniques de manipulation des muscles, ligaments, tendons et tissus mous. Le but est la libération des tensions et spasmes musculaires, d'activer la circulation sanguine, lymphatique et d'autres sécrétions. L'objectif est aussi de stimuler ou de détendre le système nerveux et de l'aider à détoxiquer le corps pour diminuer le stress.

Les gestes de base sont l'effleurage, le pétrissage, la pression glissée, torsion, étirement et friction. Certaines techniques ont un but médical (médecine du sport, rééducation, soulagement de la douleur et traitement des cancéreux). D'autres visent surtout à détendre et à améliorer le fonctionnement général. Le massage peut être pratiqué par un professionnel spécialisé, ou bien dans le cadre d'un auto traitement.

Outil millénaire de guérison du corps et de l'esprit, son utilisation la plus ancienne remonte aux systèmes médicaux de Chine, d'Inde et de Thaïlande.

Bien d'autres techniques sont arrivées au cours des 150 dernières années en Amérique du Nord, Europe et Australie.

Aujourd'hui, la massothérapie est l'une des formes les plus pratiquées de thérapie complémentaire et alternative.

Certains massages sont voués à améliorer la posture, le mouvement et la conscience corporelle. D'autres contribuent simplement à augmenter la détente, améliorer l'humeur et favoriser un état de méditation. D'autres encore sont conçus pour soulager des pathologies musculaires (élongations...) et réduire l'œdème. Le massage est utilisé aussi comme adjuvant aux thérapies conventionnelles (syndrome prémenstruelles, douleurs d'accouchement et cancer).

Il est pratiqué par des masseurs kinésithérapeutes (massothérapeutes au Canada), infirmiers et autres praticiens dans des cadres différents (hôpitaux, centres de rééducation et instituts). Une séance dure environ une heure. Selon le type de massage, le patient porte des vêtements amples, est partiellement vêtu ou nu. Il est généralement allongé sur une table et recouvert d'une serviette ou une couverture posée sur les zones non massées. L'application d'une huile permet aux mains de mieux glisser sur le corps. Un fond musical aide le patient à se détendre. De nombreuses techniques sont faciles à apprendre et les bénéfices du massage pratiqué par des conjoints entre eux et par des parents à leurs enfants sont connus.

Le sens du Toucher

Dès la vie intra-utérine, le fœtus est bercé de sensations tactiles par les mouvements du liquide amniotique et par des pressions de son corps contre la paroi de l'utérus qui lui sert d'enveloppe contenant.
A la naissance, le nourrisson est dépouillé de ces sensations ; il a besoin d'être rassuré par le contact avec le corps de sa mère qui lui procure de la chaleur; dans le bercement et les caresses qui lui apportent un sentiment de sécurité.
Ainsi de la naissance et pendant toute la vie, l'enfant ressent le besoin d'être touché et il recherche d'une façon ou d'une autre la satisfaction de cette nécessité élémentaire, aussi indispensable que de se nourrir, se vêtir et dormir.

Le langage digital est la première sensation à laquelle le bébé peut être sensible : il a besoin d'être stimulé par l'entourage pour que se développent ses aptitudes, et pour intégrer le monde environnant.
Ces souvenirs d'enfance relationnels détermineront le nombre et l'intensité de ses désirs ou de ses rejets et de ses choix : choix de personnes, choix de parfums, attirance et répulsion à son insu.
Le contact au monde se vit au niveau de la peau : elle a un rôle d'enveloppe qui sépare le dedans du dehors et le dehors du dedans : elle est la première à ressentir l'amour maternel et elle gardera toujours la mémoire de ce premier contact. Cette mémoire ne disparaîtra jamais, même dans la démence.

Nos organes sensoriels (la vue, l'odorat, le toucher) ont une grande mémoire sur le bon ou le mauvais. Ils jouent un rôle involontaire et inconscient : tout ce qui se fait lors de cette période a une importance sur la personnalité de chacun (il s'agit d'une période d'apprentissage qui va laisser des traces mnésiques au niveau de la peau, des muscles, du système émotionnel).
Au cours de cette étape, l'absence de sensations agréables, de plaisir physique est très souvent à l'origine de comportements pathologiques ultérieurs : la peau est le témoin d'une histoire.
Cela est tellement vrai qu'on a constaté que les bébés privés très tôt de contacts manifestent plus tard dans leur vie adulte d'importantes perturbations : des comportements pathologiques (agressivité, repli sur soi) en sont les signes.
La peau est aussi le porte-parole : elle s'exprime par un langage codé qu'il faut savoir déchiffrer.
La maladie de peau est souvent une maladie par rapport à soi et par rapport à l'autre. Elle est souvent malade de la relation présente ou passée. Parfois la peau nous trahit : elle est le lien entre la psyché et le soma, elle garde en mémoire les souffrances physiques et morales.
Quel que soit l'âge de la personne en soin, la régression qui accompagne toute maladie, réveille des comportements de la petite enfance qui sommeillent en chaque adulte.

Comment redonner ou donner du sens à ce toucher relationnel ?
Citons un exemple ; d'après les observations du Dr Martin I. Heinstein, lors de ses recherches, il évoque sur l'allaitement au sein et celui au biberon :
« Quoi qu'il en soit, il est évident que l'important, pour le comportement futur du bébé, c'est surtout et avant toute l'attitude de la mère pendant l'allaitement lui-même. Si une mère est froide et indifférente, elle peut nourrir son enfant au

sein sans qu'il s'en trouve mieux dans son comportement ultérieur qu'un enfant nourri au biberon par une mère affectueuse et chaleureuse. Le bébé réagit très vite à l'attitude de sa mère envers lui, et, l'important dans le développement de son comportement n'est pas tant dans le mode d'allaitement que dans la façon dont il est nourri. »

Cet exemple peut se faire l'écho de notre attitude à prodiguer le Toucher-massage auprès de la personne en soins.

Il doit susciter un état de sécurité, de confiance pour l'aider à se réinvestir dans la relation à soi et à l'autre.

Dans cet espace relationnel, la communication non verbale aide à percevoir l'unité corporelle puis à la mise en mots du ressenti.

Il est possible d'établir des liens, à donner du sens à ce toucher relationnel ; même à la personne qui ne peut s'exprimer verbalement.

La Main

Toucher, c'est rencontrer l'autre avec ses mains, c'est approcher une zone corporelle avec prudence, avec douceur ; une façon de l'apprivoiser. La façon de toucher a un sens pour celui qui le reçoit, il est un langage en transmettant des messages.

Dans tous les soins, l'outil principal de la communication tactile est, bien sûr, la main du soignant qui touche, guide, suggère, apaise et console.

La main est capable d'intentions et d'analyses : prendre, donner, apprécier, évaluer, palper, caresser, frapper, protéger, montrer, échanger ... etc.

Redonner la parole à la main ouvre l'espace relationnel à l'autre.

En effet, serrer la main, caresser l'épaule sont des gestes simples qui témoignent de la sympathie, de la compréhension et ont une grande importance car ils rassurent.

Nous allons apprécier sous nos mains l'effet du toucher : la mobilité, la confiance, le relâchement, l'abandon, le raidissement ou la crispation.

Sa sensibilité particulièrement riche et fine lui permet de remplir son rôle d'écoute.

L'écoute par les mains, le regard, le rythme respiratoire est une communication précieuse où le corps est le lieu privilégié de la rencontre.

NOTRE CORPS : VERITABLE CAISSE DE RESONANCE !

La mémoire corporelle : notion de décharge émotionnelle

Depuis le moment de notre conception, nous emmagasinons des pensées et des émotions positives ou négatives de notre environnement. Dans le ventre de notre mère, nous recevons des influences, directement et indirectement, puis après la naissance, nous « subissons » souvent les diverses influences du milieu parental, amical, social, scolaire, etc. Toutes ces influences vont être génératrices d'émotions et de sentiments divers et vont contribuer à bâtir notre cerveau émotionnel. Rappelons ici le lien spécifique entre le toucher et le cerveau émotionnel. Suivant notre propre sensibilité, certains évènements de notre vie seront vécus comme choquants, stressants... Le stress est un grand pourvoyeur d'émotions... positives parfois, négatives bien souvent !

Etymologiquement, le mot émotion signifie « mouvement vers l'extérieur » et sous-entend une tendance à l'action. C'est un élan qui prend naissance à l'intérieur de soi pour s'exprimer vers l'entourage. C'est également une sensation qui nous informe sur qui nous sommes. Nous restons ici dans l'adaptation permanente au milieu extérieur, définir les dangers, approprier l'action juste. Cela engendre tous ces mécanismes.

Le rôle des émotions est d'indiquer à l'individu les choses (évènements, situations, personnes...) qui ont un sens pour lui et de le motiver à agir en conséquence. Ainsi éprouver des émotions permet à l'individu d'avoir des réactions appropriées aux situations vécues, à condition que ces émotions soient correctement maîtrisées. Nous confondons souvent émotions et sentiments : les deux sont étroitement entremêlés. Les émotions sont biologiques, ce sont des pulsions. Une émotion ne dure que quelques secondes, au maximum quelques minutes. Les sentiments sont plutôt des élaborations mentales qui ont une durée beaucoup plus longue et qui peuvent soit découler d'une ou de plusieurs émotions dîtes de base, soit les engendrer. Les divers sentiments peuvent interférer entre eux pour produire des situations parfois très complexes. Le vécu de chaque état émotionnel se traduit par la « charge » de cet état. Cette charge est plus ou moins intense selon la situation

vécue. Elle est suivie habituellement d'une « décharge » plus ou moins intense, plus ou moins progressive aussi... selon les circonstances.
Notre corps est porteur de mémoires. Lors d'une séance de massage, il est indispensable de comprendre que le toucher peut réveiller nos mémoires. Divers signes se manifestent comme des pleurs, des joies, des ressentis d'oppression ou tout autre manifestation selon la personne dans ce qu'elle est dans sa globalité (histoire personnelle, mémoires depuis l'enfance et même les mémoires cellulaires des ancêtres...). L'instant présent dans les séances a une place prépondérante afin de mettre en avant le cœur et en second plan l'intellect. « On ne voit bien qu'avec le cœur, l'essentiel est invisible pour les yeux » St EXUPERY.

Décharge émotionnelle

En psychanalyse, on appelle abréaction la réduction de la tension émotive lorsque l'affect et la verbalisation du souvenir font irruption en même temps à la conscience. Des gestes et des paroles expliquent l'expérience qui a donné naissance à cette tension.
Ce phénomène se produit particulièrement dans les cures psychanalytiques au moment où, dans le cadre du transfert analytique, sont levées les résistances contre des affects qui n'ont pas été ressentis comme ils auraient dû l'être dans le passé.
Pour résumer, c'est le processus de décharges émotionnelles qui, en libérant l'affect lié aux souvenirs d'un traumatisme jusqu'alors refoulé, en annule les effets pathogènes.
En massage, il faut revenir sur les notions de transfert et de projection également. Là où le Toucher va directement révéler l'être dans l'instant et le Toucher dans sa pureté. Nous nous identifions au sac à dos émotionnel en se confondant avec celui-ci. Le Toucher peut nous en extraire. Parfois, le vivre peut remuer et perturber énormément le receveur.

Il est vital et important de décharger un maximum ce sac à dos émotionnel. Ce sac à dos porté mais ne nous appartenant pas. De la brume vers la clarté de son être authentique, le passage peut être douloureux, perturbant ou magnifique selon chacun.
En dehors de ce thème du « travail sur soi », si chacun arrive à être pleinement dans l'instant présent, tout son être focalisé d'une telle intensité dans un instant

T, il se produit une magie telle que toutes les mémoires sont mises de côtés. Il faut aussi prendre en considération ce fait, l'accueil de l'instant présent. Là où le temps est illusion, entre ce que j'étais, ce que je suis et ce que je deviens. Attention aux étiquettes mises par soi dans ce que je crois être. S'épurer restera une grande aide précieuse à chacun.

Se retirer chaque jour en soi, se sortir de la pensée collective, d'une influence imposée par le rythme de la vie effrénée, par le calendrier des évènements, des informations des médias, de beaucoup de choses. Pouvoir s'extraire à soi pour aller toucher son authenticité et l'offrir à autrui.

Le Toucher révèle l'être à chaque seconde.

Le Toucher est la porte entre le monde physique et les mondes subtils. La note du Toucher est multidimensionnelle, elle touche tous les accès, même les accès autorisés de l'inconscient. Dans l'art des lois universelles, quand l'échelle du temps et de l'espace se fondent tel un morceau de sucre dans l'eau. Selon la conscience il est illusion bien que présent, dans l'échelle physique linéaire de la vie, telle que nous la connaissons. Or, la pluridimensionnalité existe. Là où l'enfant que nous sommes, l'adulte que nous sommes et la personne sénior que nous sommes ne font qu'un, quand le temps est illusion et que tous les chapitres s'entremêlent en chaque instant. Il y a au fond de soi des trésors, des mystères, des légendes… Imaginez aussi toutes les couches dans ce que nous croyons être, présentes avec tout le lot de nos perceptions, de nos filtres, de nos croyances, autant de sphère loin d'être nous auxquelles l'identification est ancrée. Le Toucher explore tout ce lot, il remue tous les fonds des lacs, toutes les anciennes tempêtes, toutes les situations occultées, toutes les fuites, il invite les peurs à la rencontre de ce que nous sommes vraiment. C'est toute une histoire, toute une exploration !

Un peu de Biorésonance pour continuer : à l'aube d'une révolution par Nicolas Souchal

La Biorésonance, grâce aux travaux sur l'électromagnétisme de pionniers tels que Nikola Tesla, Georges Lakovski, le Dr Voll et tant d'autres au cours du 20e siècle, nous savons que le corps humain est une antenne vibrante émettrice-réceptrice de champs électromagnétiques. Le fonctionnement même du corps serait régit par ces champs vibratoires qui, d'une part assurent la communication entre les différentes parties de l'organisme et leur synchronisation, et d'autre part structurent les différents organes, tissus et cellules du corps. En réalité, ces rayonnements électromagnétiques semblent sous-jacents à tous les mécanismes psychocorporels. La présence effective de ces rayonnements subtils a été mise en évidence par le Dr Fritz Popp en Allemagne qui a su capturer les émissions de lumière de nos cellules, ainsi appelées biophotons. Le principe de la Biorésonance repose sur le fait que chaque partie du corps émet des fréquences qui lui sont propres, caractéristiques de sa nature et de son activité. L'émission de ces fréquences spécifiques en direction du corps induit une réponse de l'organe, du tissu ou de la cellule associé(e) qui informe en retour l'observateur sur son état de « santé » ou de « dysfonctionnement ». Par ailleurs, en stimulant ces mêmes fréquences, il est possible de renforcer l'organisme et de permettre au corps de s'autoréguler. C'est ce que l'on appelle le Biofeedback.

LE TOUCHER, UNE AIDE PRECIEUSE

Le Toucher-massage mérite que nous lui accordions un intérêt comme mode de communication et d'intervention dans la relation d'aide.
Nous parlons du massage-message, massage-communication et non des massages spécialisés des masseurs-kinésithérapeutes.
Ce massage est à la portée de tous.

Article sur le toucher dans la relation d'accompagnement

« A) POURQUOI LE TOUCHER-MASSAGE ?

Le Toucher-massage est bien autre chose qu'une technique à effet mécanique ; son effet majeur se trouve dans la relation qui s'établit entre celui qui masse et celui qui est massé.
Le Toucher-massage est une intention bienveillante qui prend forme grâce au toucher et à l'enchaînement de gestes sur toute partie du corps, qui permet de détendre, relaxer, remettre en forme, rassurer, communiquer ou simplement procurer du bien-être, agréable à recevoir et qui plus est pratiquer (J.Savatofski : pratiquer le toucher-massage 1998).
Il rappelle qu'il ne suffit pas de savoir-faire mais il implique un savoir-être qui est l'essentiel de la relation aux soins.
Or, le concept du Toucher-massage rappelle justement le lien intime qui existe entre les qualités au toucher – actions informelles, intuitives, relationnelles, mais aussi présence et écoute bienveillante – et le massage – gestuelle plus élaborée aux multiples effets bienfaisants.

B) QUE PEUT APPORTER LE TOUCHER-MASSAGE ?

Tout d'abord sur le plan physiologique, le massage permet la libération d'endorphines, il est donc analgésique, il donne des sensations agréables ressenties comme un apaisement par les patients qui souffrent continuellement.
Cette stimulation de la peau déclenche une activité cérébrale dont l'effet en retour (rétroaction) provoque un accroissement de sa sensibilité et de sa réceptivité.
Les contacts agréables stimulent la libération des différentes hormones, en outre les endorphines, qui procurent du plaisir et elles sont aussi antidouleurs.

Les douleurs sont aussi l'expression d'une souffrance, le Toucher-massage favorise le relâchement des tensions, abaisse le niveau des défenses et donc invite la personne à accéder au mode verbal.
Le fait d'être touché permet au patient d'exister, d'être reconnu dans son corps malade et douloureux.
Le Toucher- massage nous touche bien au-delà de la peau, des muscles, des organes profonds : il nous atteint dans la totalité de notre être, il aide à la prise de conscience et à l'unité corporelle : car cette façon de faire prendre en compte la personne dans sa globalité, dans son histoire.
Le Toucher-massage crée un lien, il ouvre un espace de communication non verbale. Il est bien évident que la qualité de la communication dépend de la disponibilité et de l'écoute du soignant.
La manière de réaliser le Toucher-massage est basée sur des gestes simples, englobant, reliant, unifiant les différentes parties du corps.
Le Toucher-massage est un art de vivre, sans discrimination d'âge, de sexe ou de catégorie sociale.

Sur le plan anatomique, la peau est l'enveloppe corporelle, le Toucher-massage permet de :

- ressentir les limites de son corps,
- de rétablir un schéma corporel perturbé par la maladie, les chirurgies multiples et les traumatismes,
- de retrouver son identité,
- de redonner une image de soi positive par une prise de conscience du corps réel.

Masser, c'est chercher à rétablir l'unité de la personne, qui doit être une entité unifiée, mais qui est, trop souvent, dissociée : nous allons avec son corps et non contre lui, dans le respect du rythme et de son intimité.
Le massage vise à réhabiliter ce sens du toucher pour un développement des potentiels de la personne.
Il l'aide à percevoir son corps, d'appréhender ses douleurs, ses amputations différemment, il renforce l'équilibre en apportant un meilleur état psychologique par une détente bénéfique.
Il n'est pas possible de transmettre par écrit toutes les sensations ressenties et données par le toucher- massage : il faut le pratiquer, chacun ayant un doigté et une perception différente.

C) QUEL ENGAGEMENT EST DEMANDE A CELUI QUI MASSE ?

Le Toucher-massage est un modèle de communication interpersonnelle : le contact a lieu dans l'espace intime de la personne massée et du masseur qui se trouvent à égalité, la sensation tactile se faisant aussi bien dans un sens que dans l'autre.
Il est important de s'asseoir près d'elle afin que les regards soient au même niveau, marque la volonté de communiquer et efface le rôle dominant et menaçant du soignant ou du masseur.
La position debout, alors que le patient est assis dans son lit ou sur son fauteuil, peut nous conférer une certaine allure de supériorité.
Mettons-nous à leur hauteur, à leur situation actuelle, à leur écoute !!!
Lors de la communication tactile, il n'y a rien d'autre à faire que d'être avec l'autre, d'être à son écoute le plus subtilement possible, en relation dans la rencontre, ce qui implique une présence : communiquer ne consiste pas seulement en un échange de mots mais en un partage d'émotions, de sentiments.

Accepter ce cheminement est une source d'enrichissement dans la relation à l'autre : donner et recevoir un Toucher-massage, c'est à la fois différent et complémentaire. Chacun a besoin d'être touché et de toucher, du plus jeune âge à la vieillesse.
Il demande aussi une certaine sérénité et équilibre intérieur acquis par un travail sur soi.
La confiance accordée par le patient permet alors à une ouverture du dialogue.
En touchant, on se laisse parfois toucher par les émotions de l'autre.
Mais peut-on masser et garder la juste distance sans s'impliquer soi-même ?
Nous sommes en effet touchés par les émotions des patients mais cela ne nous empêche pas de les aider et de connaître nos limites.
Le soin relationnel est un double échange : nous donnons et nous recevons aussi.

VECU CORPOREL DE LA PERSONNE AGEE

La vieillesse se matérialise par des transformations du corps : ce corps vieillissant est souvent mal vécu et au fur à mesure du temps, le corps s'oublie petit à petit jusqu'à devenir parfois étranger.

En oubliant son corps, l'image étant insupportable, la personne âgée ne se reconnaît plus et risque de s'oublier elle-même.
Voir sa peau vieillir est la source d'une blessure narcissique importante.
Une peau qui vieillit nécessite plus de soins : soins de beauté, soins d'hygiène, toucher-massage.
Dans ce domaine, plus la dépendance est importante, plus il y a nécessité d'intervention d'une tierce personne qui intervient par le contact... mais avec quel tact ? quelle intention ? quelle présence ? et quelle empathie ?

Est-il possible d'aimer cette « vieille peau » pour permettre une revalorisation narcissique ?
C'est pour cette raison que le toucher a son importance dans la vie relationnelle du sujet âgé car il fait le lien avec son histoire, et l'aide à vivre dans le moment présent.

L'attention et l'intention que nous lui apportons par le toucher-massage peuvent donner ou redonner du sens à son existence, en retrouvant la dignité, de prendre corps avec cette période du crépuscule de la vie.

TOUCHER-MASSAGE EN ACCOMPAGNEMENT DE FIN VIE

Accompagner veut dire qu'il y a toujours à faire pour aider un malade à vivre jusqu'au bout.
Il s'agit en effet de prendre en compte le fait qu'un mourant reste un vivant, capable de besoins et de désirs, jusqu'au moment de la mort proprement dite, à une intimité, à une beauté profonde.
Pour le mourant, le toucher, est un support pour garder contact avec la réalité.
Le début de l'accompagnement commence par : donner la main, signe de tendresse où nous mettons, tout le calme, toute la profondeur de la présence dont nous sommes capables.
Tenir la main du mourant soulage sa solitude, caresser son front ou ses cheveux engendre l'apaisement.
C'est un acte privilégié, rempli de tendresse qui nous permet de rester centré sur les besoins de l'autre, d'être attentionné dans le respect de la pudeur en tenant compte des limites de chacun, sans infantilisation.

L'empathie

Le mourant ne peut pas toujours exprimer ses désirs, il faut donc pouvoir les déceler, même s'il n'y a pas d'expression verbale. Aussi, pour arriver à répondre à des désirs subjectifs, il faut que le soignant éprouve réellement l'envie de chercher tout au fond de lui-même ce qu'il désirerait s'il était mourant.

L'écoute, la présence

Pour le soignant, il s'agit d'une façon d'être.
Être là simplement, en permettant au mourant de rester jusqu'au bout un être capable d'un désir qu'il faut pouvoir entendre et satisfaire.
C'est aussi le reconnaître dans ce qu'il est, au-delà de ce corps témoin de la maladie, cherchant à induire la détente, la découverte d'un plaisir, une meilleure conscience de son schéma corporel, une meilleure acceptation du traitement.

La famille et son chagrin

De nombreux sentiments comme l'isolement, la culpabilité consciente ou inconsciente, l'inquiétude, la gêne, habitent la famille qui ne peut accepter la déchéance de son parent.
Eprouvée, cette famille est en désarroi, en peine et cherche le chemin d'une véritable communication avec l'équipe soignante.
Cette voie passe par le toucher : savoir prendre un bras, une main, offrir une épaule seront peut-être les seules réponses à donner, celles qui seront les plus propices à l'apaisement.
Le fait de reconnaître le chagrin par le toucher et l'attention, crée un climat de confiance où le mourant et ses proches peuvent s'extérioriser.
Support de notre simple présence, la communication tactile bien que silencieuse, est une aide précieuse pour la famille désorganisée et ébranlée.
Cela lui permet de se sentir soutenue à travers la souffrance.
Pour certaines familles, nous servons aussi de lien pour les aider à communiquer de nouveau avec la personne à travers le toucher-massage.

PRENDRE SOIN DE SOI

Réflexion

Prendre soin de soi est une nécessité pour l'être humain que ce soit sur le plan personnel ou/et professionnel.
Pouvons-nous faire ce travail de soignant en apportant la bienveillance à l'autre sans passer par le prendre soin de soi ?
Pouvons-nous garder la bonne humeur, la motivation, l'écoute de la souffrance de l'autre ?
Pouvons-nous être attentif à l'autre si nous ne sommes pas attentifs à nous-même ?
Pouvons-nous connaître nos limites, notre juste distance entre soi et l'autre au niveau de nos propres affects ?
Pouvons-nous reconnaître nos erreurs pour les modifier, les assumer, s'en instruire si nous-même sommes dans un épuisement physique et psychologique ?
Nous sommes des êtres humains avec nos forces mais aussi avec nos faiblesses.
Vivre pleinement, c'est à la fois s'occuper de soi et des autres en les traitant comme soi-même, en s'intéressant à leur existence.
Quelques suggestions à vous proposer qui demandent peu de temps, qui ne coûtent pas cher mais qui sont précieux : « Prendre un temps pour vous à travers l'automassage le matin ou le soir, vous faire plaisir en appliquant une crème ou des huiles de vos senteurs préférées. »
Au travail !!! Apprenez à vos collègues le massage minute anti-stress pendant la pause afin que vous puissiez en bénéficier par la suite.
Cette façon de faire peut aussi améliorer la communication et la relation professionnelle.
Faites-vous plaisir !!! Prenez soin de vous !!!

CONCLUSION

Dans la communication tactile, l'aisance et l'honnêteté du soignant impliquent le vouloir d'innover, d'oser la tendresse et d'autres gestes empreints de prévenance, de pudeur, de délicatesse.
Parfois, la présence silencieuse, le contact établi de main à main, de regard à regard, représente la seule communication.

Intégrer le Toucher-massage dans la relation d'aide est un moyen de favoriser la parole lorsqu'elle est difficile ; c'est un moyen de communication à part entière, en sachant que ce qui importe, ce n'est pas la technique mais la manière de l'utiliser et de rencontrer la personne en soins.
Maintenant que vous avez acquis les manœuvres de base du toucher-massage, autorisez-vous à les mettre en pratique lors de votre vie professionnelle et personnelle.
Plus vous masserez, plus vous serez performant (e), et plus vous serez créatif dans la relation au toucher.
A vous de savoir dans quelles situations de soins il est nécessaire de prodiguer ou de s'abstenir de pratiquer le Toucher-massage : c'est votre professionnalisme qui vous guidera dans les actes.
Le mieux-être du personnel hospitalier passe aussi par le prendre soin de soi.
Les manœuvres sont simples à faire, il suffit de s'accorder un instant à soi.
J'ai consacré une page pour les soins et l'accompagnement en fin de vie et j'ai insisté sur l'importance du Toucher-massage, particulièrement dans la période de trépas où la communication verbale est difficile ou quasi impossible.
Souvent nous sommes confrontés à la souffrance morale du mourant, qui nous rend impuissant à répondre. Parfois nous utilisons des stratégies d'adaptation comme la fuite, l'évitement, la rationalisation ...
Le Toucher-massage peut nous réconcilier face à ces mécanismes défensifs en prodiguant un toucher dans une intention et attention particulière, dans un respect des étapes de l'approche de la mort. »

Par Rollande DUBOISSET – Infirmière et Formatrice

Magnifique partage sur le Toucher-massage. Cette source prend un sens vital de par l'expérimentation propre à l'histoire de Rollande DUBOISSET. L'importance de la communication par le Toucher, tant envers le patient (la personne âgée ici) qu'envers son collègue (personnel soignant ou aidant).
La dimension du « prendre soin de soi » est la fondation de base pour toute relation d'aide. Elle demande une haute exigence en travail sur soi et conscience de soi, ses mécanismes de défenses, son regard envers soi, le non jugement et l'acceptation pour s'aimer soi. S'aimer soi, prendre soin de soi pour prendre soin de l'autre. Prendre conscience que le feu intérieur s'agrandit de la naissance jusqu'à notre période de vie représentant l'apogée de notre souffle de vie vital, plus ou moins différent selon les individus. Prendre conscience que ce feu intérieur diminue au fil du temps. Le sentiment de se délecter de ce corps

qui vieillit, de cet étranger au final. Si la vigilance se perd, si la négligence s'affirme, le souffle de vie vital s'étouffe en emportant son lot de souffrances psychologiques, émotionnelles et physiques. Les êtres holistiques que nous sommes dans cette dimension physique ont besoin de maintenir la réunification de toutes les parties composantes de ce que nous sommes. La jouvence de l'âme au détriment de la vieillesse du corps. Il faut beaucoup d'amour, de juste distance pour accorder le régulateur dans l'accompagnement aux soins. Nous sommes à la fois sans filtre et avec une reconnaissance des filtres d'autrui, de son mécanisme, de son Histoire, de ce qui est ICI et MAINTENANT, de ce que la personne est dans sa globalité, dans son authenticité. Ce regard porté envers l'autre sans dualité, dans l'acceptation et l'accueil.
Le Toucher est un souffle de vie vital pour l'être humain.

Extrait de l'œuvre « CYRANO DE BERGERAC »

« Je jette avec grâce mon feutre, - Je fais lentement l'abandon - Du grand manteau qui me calfeutre, - Et je tire mon espadon; - Elégant comme Céladon, - Agile comme Scaramouche, - Je vous préviens, cher Mirmydon, - Qu'à la fin de l'envoi je touche! ».

Cyrano de Bergerac (1897), I, 4, Cyrano de Edmond Rostand

Ce passage met en avant la mise à nue de soi. Si pure et digne à la fois. De tous ces lots m'appartenant pas mais que je ressens en moi, je fais le choix de les quitter pour tendre vers moi, me donner la main, me rencontrer, m'explorer dans toute ma splendeur, mon authenticité. Je vous préviens chère société, vous risquez d'être offensée, chatouillée, dérangée ou révélée. Sachez qu'en ligne de mire, avant le point final, je touche. Ce toucher si multidimensionnel tel un astéroïde pour certains ou une caresse pour d'autres. Des tsunamis, des tempêtes, des vents, des soleils, des étoiles filantes, autant d'éléments venant vous refléter à chaque instant. Ouvrez-vous vers votre monde intérieur.

PSYCHOLOGIE DU TOUCHER

Nous avons pu nous apercevoir de la place prépondérante du toucher dans notre vie, de la vie embryonnaire, en passant par la naissance et toute notre construction en tant qu'individu.

Il est indispensable de rappeler que nous ne pouvons pas tricher avec le toucher. Le Praticien en Massages Bien-Être doit avoir une parfaite connaissance de la notion de toucher dans toutes ses dimensions. Tous les éléments évoqués précédemment doivent être à chaque instant ancrés dans l'esprit du professionnel en Massages Bien-Être.

L'être Humain a besoin de s'identifier à ce qu'il ressent. En dehors d'une émotion, il va systématiquement l'associer à un contexte. Pour peu que le toucher du Praticien vienne éveiller une mémoire ambiguë, il peut y avoir des transferts et des projections. Nous entendons ici le toucher comme révélateur d'émotions et de sentiments. Dans le contexte d'une séance, le receveur peut directement associer l'émotion ou le sentiment perçu au toucher. Mais le danger étant de l'associer immédiatement au Praticien en Massages Bien-Être. En effet, le toucher est multidimensionnel (énergétique, vibratoire, émotionnel, physique, psychologique...). Il y a aussi toutes sortes de toucher au sens propre du terme (tactile).

Nous ajoutons maintenant ces qualifications : sensuelle, maternelle, paternelle, douce, superficielle, profonde... En effet, dans les gestes que compose le Massage Bien-Être, on retrouve ces différentes notions. Il faut tenir compte du fait que les interprétations personnelles peuvent se créer chez le receveur, indépendamment de l'intention juste dans les gestes du Praticien. Il faut faire preuve d'une grande psychologie et d'une intelligence émotionnelle pour ne pas rentrer soi-même dans de l'interprétation personnelle ou dans le refus de provoquer diverses réactions chez le massé. Le Praticien en Massages Bien-Être doit être préparé à ce genre de situation. Il est important de ne pas endosser la responsabilité de ces interprétations. Ces schémas peuvent être pervers, nous sommes ici dans la projection, nous entrons dans l'aspect de l'interprétation personnelle et les mécanismes de défense sur les choses incomprises, la manière dont la personne reçoit, et ce, indépendamment de l'intention du Praticien qui se doit d'être pure et irréprochable. En effet, si le professionnel possède des pensées malveillantes ou non-saines (consciemment ou inconsciemment), il sort de sa propre éthique et favorise ces situations complexes. En revanche, il se peut que le receveur rentre dans une supposition totale, rentrant ainsi dans le domaine de l'illusion (LA PROJECTION). Il est bon de savoir que même lorsque nous sommes professionnels, nous ne sommes pas à l'abri de ces manifestations qui sont de l'ordre de l'interprétation. Par exemple, dans la vie, je peux dire des mots à une personne, mais je ne suis pas responsable de sa manière de les recevoir. Il y a aussi cette dimension à ne pas négliger dans notre sphère professionnelle.

La personne profondément « secouée » émotionnellement peut être déstabilisée et comme l'être Humain cherche coûte que coûte une explication à tout afin de se rassurer, il se peut que ces « interprétations » viennent apporter une explication. En tant que professionnel, nous devons rester dans l'écoute, comprendre le profond questionnement de la personne afin de lui expliquer ces phénomènes.

Le toucher constitue une aide précieuse en termes de psychologie. Étant le reflet de notre être dans sa globalité, le fait de se sentir exister, le « JE SUIS » s'explore.

Pour une personne ayant été peu touchée dans son éducation, le toucher peut représenter au premier abord une véritable « attaque » pour celle-ci. C'est là qu'avec de la psychologie, il peut être une découverte progressive de son être pour celui que le toucher apprivoise.

Apprivoiser, c'est laisser autrui être ce qu'il est. Dans ses peurs, dans ses réactions, dans ses réflexes...Dans toutes ses manifestations. Il faut comprendre et accompagner celui-ci afin qu'il puisse se laisser toucher.

Mettre son cœur à l'œuvre et toute son énergie pure dans chaque geste et ne faire naître que le MOMENT PRESENT est un rituel permanent pour le professionnel.

Le « transfert » en psychologie et en psychanalyse est un élément essentiel. Il s'agit là d'une projection des émotions et des sentiments du patient sur son thérapeute. Il s'oppose au « contre-transfert » que le thérapeute ressent envers le patient.

Le « contre-transfert » est un terme utilisé en psychanalyse pour désigner une réaction inconsciente de l'analyste face à son patient. En retour, le contre-transfert peut donc être interprété comme une implication émotionnelle de l'analyste qui interfère de manière inconsciente dans la relation à son patient.

La « projection » est une transposition sur autrui d'un mouvement psychique. Une personne en proie à des pulsions, des pensées, des désirs qu'elle ne peut reconnaître pour siens utilise un mécanisme de défense essentiellement imaginaire : elle les déplace sur autrui.

En effet, ce mental qui cherche absolument à tout expliquer. Lorsque nous sommes dans la dimension du Toucher, nous révélons l'être dans sa globalité, directement dans sa pureté. Dans ce processus, les mémoires et tout le lot ne correspondant pas à la vraie nature de la personne vont être réveillées et ainsi provoquer diverses réactions possibles. Cela peut être remuant. Si libérateur au fur et à mesure que la conscientisation de tout ce lot s'opère pour le receveur. La vie peut en être transformée, dans son regard, dans sa relation au monde, dans sa relation à lui-même, dans sa relation à autrui.

Article sur le Toucher en Thérapie Psychocorporelle

« Le toucher est codifié par la culture. En même temps vous avez vu combien ça fait réagir, parce que le toucher est de plus en plus exclu du quotidien ; il est limité dans toute société qui se civilise : le contact physique prend, avec toute civilisation, de moins en moins de place : on accepte de toucher la main de l'autre, s'embrasser est déjà plus impliquant... Deux femmes cela va encore, mais deux hommes, c'est quelque chose qui peut gêner.
Et en France, plus on monte vers le nord, moins cela se fait en public, plus on « descend » vers le sud, d'où je viens, plus cela se fait de façon plus spontanée. Donc ce toucher est limité parce qu'il est codifié.

Je voulais commencer à parler du toucher en rappelant qu'un toucher n'est pas naturel. Le retour du toucher en psychothérapie a donné naissance au massage californien, souvent présenté comme du « toucher naturel », avec l'idée de retrouver un toucher qui serait là, présent chez tout le monde, un peu dans l'optique rousseauiste. Or le toucher naturel n'existe pas. Toute manière d'aborder le corps et le toucher, qui veut dire d'aborder la sexualité, la sensualité, est codifiée par toute société. Donc le toucher est quelque chose de codifié.

Bien entendu, suivant la société où vous êtes, il y a des manières de se toucher qui sont admises. Par exemple en Orient on peut être nu, on peut se toucher en privé, il y a donc une grande liberté ; mais en public on ne montre pas le toucher, on ne s'embrasse pas. En Occident on peut être très pudique en privé et au contraire on peut s'embrasser, se faire des petits bisous à l'extérieur. Ça veut dire que toucher, être touché, c'est lié à un contexte culturel, à une société.

Après ce préambule, on peut parler du toucher en psychothérapie, c'est-à-dire dans un domaine bien particulier. Il faut donc avoir à l'esprit que les gens qui viennent en psychothérapie arrivent avec ce poids, cette manière culturelle d'aborder le toucher. On ne peut pas appréhender le toucher en Orient comme en Occident. On ne peut pas l'aborder dans un pays calviniste, par exemple, où on est plus serré au niveau du corps, comme dans un pays où on est plus libre dans le contact corporel. Quelqu'un qui arrive dans un cabinet de psychothérapeute en médiation du toucher arrive donc avec toute cette histoire, ce contexte.

<u>Le toucher dans les différentes approches thérapeutiques</u>

Le toucher en psychothérapie est présent dans beaucoup d'approches. Dans toutes les approches psychocorporelles ; même en psychanalyse. On oublie souvent de mentionner qu'à une certaine époque, Freud, qui était un adepte du massage médical, massait beaucoup ! C'est intéressant de voir qu'à cette période il était dans sa phase d'élaboration de la psychanalyse. La psychanalyse telle qu'elle est aujourd'hui n'existait pas encore à ce moment-là. Freud masse par exemple deux fois par jour l'une de ses patientes !
Voyez : l'importance du toucher, déjà, était admise par lui. Puis il est passé, bien sûr, dans le concept psychanalytique, à l'interdit du toucher, puis au Tabou du toucher. A un moment donné, donc, le créateur de la psychanalyse a pratiqué le toucher.

D'autres approches permettent le toucher : quand vous allez voir un psychothérapeute corporel, il va d'abord vous toucher la main. Le contact client-thérapeute est admis : on peut serrer la main, mais on peut aussi, à un moment donné, comme Claude Vaux en parlait tout à l'heure, positionner la personne : lui donner un contact, lui donner une position, pour lui faire prendre conscience, pour lui donner un soutien. Déjà le toucher peut donc être admis comme un contact, un accompagnement, qui permet à la personne d'avoir un autre type de relation que la relation verbale.

Le toucher peut aussi être utilisé dans certaines pratiques thérapeutiques comme un contact qui permet une prise de conscience. Je parlerai de la bioénergie et des pratiques reichiennes et néo-reichiennes. On prend conscience d'une tension, d'une partie du corps. Ce toucher, déjà, va plus loin : ce n'est plus un toucher de soutien, c'est un toucher de confrontation. Je suis en contact avec une partie de mon corps; je vais pouvoir déjà, à travers le toucher, laisser aller, peut-être, une émotion, un mouvement, une image, un souvenir... Ces pratiques offrent un apport supplémentaire. Le « rebirther », par exemple, dans une pratique de respiration, va amener un contact avec la poitrine de la personne, pour l'amener à respirer. Le rebirth est en effet une thérapie de la respiration. Mais le toucher peut être aussi une fin en soi. C'est-à-dire que le psychothérapeute psychocorporel peut l'utiliser comme une technique, une approche de l'être à part entière. Une mise en contact avec l'inconscient corporel, avec l'intelligence du corps, pour reprendre les mots de Claude Vaux. Le toucher est, non un passage à l'acte, mais une mise en action. Je le précise, car dans certaines approches, on considère que le toucher n'est plus du domaine thérapeutique. Une mise en action de quoi ? C'est ce que nous allons voir maintenant.

L'énergie caractérise le toucher en psychothérapie

Le processus du toucher peut être envisagé de multiples manières, comme vous le voyez. Chaque thérapeute du toucher va vous dire que sa manière de travailler est la meilleure, bien sûr. Lui, il sait, il agit. Comment s'y retrouver dans ces approches, et qu'est-ce qui caractérise vraiment l'approche du toucher en psychothérapie ? Pour moi, c'est l'aspect énergétique. Je suis un être humain, j'ai un corps, j'ai une intériorité, j'ai une psyché, j'ai des pensées, et cette unité se fait par cette énergie. L'énergie, c'est ce qui me rend vivant. Quand quelqu'un vient me voir pour aborder le toucher, je prends d'abord contact avec lui. Un contact pour créer une relation de confiance avec lui, pour qu'il y ait une possibilité que quelque chose se passe. Ensuite, ma main va toucher des zones, qui peuvent être des zones de manque, qui n'ont pas été nourries ; ce peut être des zones figées, au contraire – on parlait tout à l'heure de cuirasse – figées dans de la raideur, dans quelque chose qui ne permet pas le mouvement. Et ma main, à ce moment-là, va amener la personne à prendre conscience. La première chose, c'est « je prends conscience que j'ai cette partie du corps ». « Je prends conscience que cette partie du corps m'appartient » : je me la réapproprie. Le toucher amène donc une prise de conscience et une réappropriation de mon corps. C'est une réappropriation des différentes parties de mon corps. Bien entendu ça ne se fait pas comme ça, d'un coup de baguette magique.

Si je me suis figé à un endroit c'est que là, dans cette zone du corps, il y a une souffrance, un processus douloureux. Je touche quelqu'un : ça peut être tout à coup l'émergence de quelque chose qui s'est passé, l'émergence d'un événement traumatique que j'ai refoulé, que j'ai gardé à l'intérieur. Toucher la personne va laisser revenir tout ce que j'ai refoulé, qui a fait que j'ai bloqué dans cette zone du corps, que je n'y suis plus vivant. Le thérapeute du toucher va amener une conscience, une vie à cette partie du corps. Et chaque fois que je touche quelqu'un, je vais réveiller, je vais permettre une libération.

Prenons l'exemple de quelqu'un qui a eu un traumatisme, une grande tristesse. Si par exemple je n'ai pas vécu le deuil ou la séparation d'avec un être cher, je vais souvent avoir quelque chose de lourd à l'intérieur de ma poitrine, de mon cœur. Donc quand je suis touché par le thérapeute à cet endroit-là, je vais prendre conscience.

C'est-à-dire que je sais que j'ai été triste, mais je me suis coupé de l'expérience du vécu, parce que c'était « trop » : c'était trop difficile. Quand, en tant que thérapeute, je touche une personne, je lui permets de prendre contact avec ce vécu, cette souffrance, cette tristesse, et je lui permets de l'exprimer. La personne peut « lâcher », exprimer : ce peut être des larmes pour une certaine partie du corps, une grande colère pour une autre partie... je peux avoir le ventre tordu de ma peur, dans une situation donnée... Et à mesure que je me réapproprie les zones de mon corps, je redeviens entier : puisque la souffrance vient de la séparation. Je reprends donc contact avec moi-même, c'est à dire je reprends contact avec des zones de moi que je ne voulais pas voir : Jung appelle cela « l'ombre ». Je reprends contact avec mon ombre, mon démon intérieur, ce que je ne veux pas regarder, que j'ai mis de côté. Je vais donc me sentir un peu plus entier.

Le toucher : une approche de la relation

Mais au-delà de me sentir plus entier, qu'est-ce que le toucher thérapeutique va me donner de plus important ? C'est l'aspect relationnel. Le toucher c'est une prise de contact, une libération, mais aussi une relation. C'est une relation de proximité : vous l'avez vu tout à l'heure, quand je vous ai proposé de prendre contact les uns avec les autres. L'Américain Hall parlait d'une technique qu'il appelait la proxémie. Il considère qu'à moins de 45 cm au toucher, on est dans une relation d'intimité. Au-delà d'1,20 m on est dans une relation sociale. C'est-à-dire qu'en société, si quelqu'un reste à une certaine distance de vous, il ne vous dérange pas : vous l'avez sûrement déjà expérimenté ; et si cette personne se rapproche de vous, tout à coup vous vous dites « Mais qu'est-ce qu'il me veut ? ». Parce qu'il rentre dans mon espace personnel. Et quand la personne s'approche de vous – et c'est ce qui se passe dans une relation de toucher – la personne se sent abordée dans son intimité, dans quelque chose de profond.

Le toucher amène donc une relation d'intimité, dans le donner et dans le recevoir. Donc toucher amène aussi un cadre relationnel. J'ai parlé des techniques du toucher, mais il faut aussi voir comment j'accueille la personne dans un espace, dans un cadre relationnel. Or la gestalt est une manière d'aborder la personne, une philosophie thérapeutique dans la façon de l'accueillir. Cette philosophie est dans l'ici et maintenant. Dans l'ici et maintenant d'une séance, j'accueille la personne. Je ne sais pas ce qui va se passer. J'accueille quelqu'un, et je vais lui laisser vivre son expérience. Toucher, ce n'est pas : j'ai une idée préconçue, la personne doit être droite, si elle a les épaules comme ci, je vais les lui mettre comme ça. Je n'amène pas un modèle. Donc j'accueille l'autre comme il est. Avec ce corps-souffrance, ce corps-mémoire, ce corps qui est aussi potentiel. Quand je touche quelqu'un, je lui permets de vivre une expérience, qui va se traduire par des sensations – tout à l'heure vous avez peut-être vous aussi senti : je sens un contact, je prends conscience de ma main. Ce qui est souvent étonnant quand on touche quelqu'un, c'est que la personne découvre une partie du corps. Cela m'est arrivé par exemple avec un homme dont j'ai touché les pieds ; je lui ai dit : « Vous avez conscience que vous êtes sur vos deux pieds toute la journée, que vous êtes en contact avec vos pieds ? ». Et cette personne s'est rendue compte qu'elle avait des pieds, elle a pris conscience de ses pieds.

La personne qui est touchée laisse venir des sensations : « J'ai deux pieds ! » ; « Je respire et je n'avais pas conscience, auparavant, que j'avais la respiration bloquée » ; « Je sens que je peux bouger mon corps... ». Je peux aussi percevoir, au-delà du mouvement, que j'ai une émotion. Je peux donc laisser aller des émotions. Je peux aussi laisser venir des images. Le toucher amène une stimulation de tous les niveaux de l'être, de tous les niveaux de la personne : souvenirs, images, sensation de la frontière de mon corps, mais aussi sensation de mon intérieur... Et je peux sentir mon être souffrant, mais aussi mon être en devenir.

Dès que j'aborde le toucher, je dois avoir à ma disposition, en tant que thérapeute, une palette d'instruments. Le thérapeute du toucher est un artiste, en quelque sorte : suivant ce qui se passe dans la séance, je peux accueillir l'autre avec ses images, ses couleurs, ses souvenirs (avec le travail verbal). Accueillir son mouvement : cette envie de bouger, de prendre de l'espace. Quelquefois, si j'ai été contraint, je peux avoir besoin de prendre de l'espace. Je peux respirer aussi, crier, chanter... Je peux être. Le contact du corps permet cette manifestation à différents niveaux de la personne.

Être dans ma profondeur pour accueillir l'autre

Si je veux créer cet espace de transformation, où l'autre peut être lui, dans l'ici et maintenant, et se mettre à bouger là où il a envie d'aller, il faut, en tant que thérapeute, nettoyer à l'intérieur de moi-même. Si je suis trop dans mon besoin, je ne peux pas accompagner l'autre. À un moment donné, en tant que thérapeute du toucher, je me suis posé la question : pourquoi est-ce que je fais du toucher ?

En quoi cela me concerne-t-il dans mon histoire ? En quoi ai-je manqué de toucher, en quoi, peut-être, sur le dos de mes clients, ne suis-je pas en train de me nourrir, de me faire du bien ? Claude disait qu'un élément indispensable de la formation d'un thérapeute était de faire une thérapie personnelle : je pense qu'un thérapeute du toucher doit faire une thérapie personnelle par le toucher. Il s'agit de nettoyer son intérieur, d'entrer en contact avec sa partie profonde. Jack Painter, qui est le créateur de l'intégration posturale, appelle cette partie profonde le centre. Kepner, qui est aussi un thérapeute du toucher, le nomme le Soi. Pour ma part je parle souvent de ma verticale, de ma profondeur. Je dois donc entrer en contact avec cette partie de moi où je crée un espace de

mouvement suffisamment libre pour la personne : et pour cela moi-même je dois être libre à l'intérieur, libre de mes propres problématiques. Je ne dis pas que je n'en ai plus : j'ai aussi encore des choses à travailler.
Mais j'ai un autre regard sur ces problématiques ; je peux me distancier. Et s'il le faut, si elles viennent, je peux les utiliser : c'est l'utilisation de ma propre expérience, dans le contre-transfert. Je peux laisser suffisamment de clarté pour que l'autre devienne lui-même. Quand je suis dans mon centre, dans ma profondeur, je sens. On peut parler d'une perception ; on sent où l'autre crie, où l'autre aspire à ce changement, à quel niveau : est-ce le niveau du corps ? Est-ce un besoin de parler ? À ce moment-là je me laisse guider par cette intuition, cette perception, et je peux me mettre dans ce qu'on appellera l'intention juste.

Pour conclure : le toucher en psychothérapie est donc une approche intégrative de l'être qui inclut les aspects somatiques, psychologiques et relationnels, qui prend en compte le personnel et le collectif. Cette approche rassemble tous les aspects de l'individu pour qu'il puisse se vivre dans sa globalité à travers son expérience et la relation thérapeutique. »

Par Michel CLAVERIE, Thérapeute Psychocorporel

Toucher son intérieur, explorer son être dans sa profondeur. Les ombres, le Soi, la verticale, ou encore l'enfant intérieur de chacun, c'est une quête du meilleur trésor du monde, s'explorer Soi. Le Toucher devrait être indispensable pour tout thérapeute, cela va de soit pour un Thérapeute du Toucher. Le terme de Psychanalyse arrive souvent dans le parcours de la plupart des psychothérapeutes, des psychologues, des psychiatres, ou encore de personnes ayant eu le besoin ou l'envie de procéder à sa propre psychanalyse. Je rajouterai et j'oserai poser une étiquette sur l'exploration de son être global par le Toucher. Faire une exploration sur un temps suffisant, voir toute une vie, pour s'explorer, se découvrir, prendre conscience de soi, venir toucher son intemporalité, découvrir au fil du temps son immensité, son espace illimité... Prendre conscience sans cesse afin de se distancer et accueillir l'autre dans ce qu'il est.

Toute personne devrait se réaliser à travers le Toucher. C'est un sens qui dépasse le langage, les codes.

Vivre une expérience de ce type, sans la définir dans le temps, ni dans un instant, c'est une véritable aventure intérieure et une véritable exploration de l'Univers tout entier.

Le Toucher est la porte de tous les mondes, de tous les Univers. Je peux me réconcilier avec mon enfant intérieur, mon Histoire, mes ancêtres... Sans pour autant que la réconciliation soit une véritable quête absolue. C'est plonger dans les profondeurs de son immensité, à la fois pour Toucher ses démons, ses peurs, ses mondes occultés de Soi. Ce qui est formidable, c'est la découverte de nombreux trésors insoupçonnés. Le Toucher est extraordinairement intelligent. L'associer à l'intelligence est réducteur, le Toucher nous dépasse, il nous emporte, il est purement authentique. Il est si authentique et transparent que son pouvoir vectoriel entre un donneur et un récepteur va les révéler. Il est d'autant plus vital pour le Thérapeute du Toucher, et pas seulement du Toucher, pour tout être, de s'explorer afin de conscientiser son immensité et dans l'acte du Toucher, d'être le plus pur possible dans l'instant présent.

Le Toucher réunifie le mental et tous les éléments de l'être, physique, psychique, émotionnel, spirituel, vibratoire, énergétique. Là où le mental représente un terrain vaste pour la plupart des gens, là où ce mental est si vaste qu'il peut être confondu par les autres éléments de son être, là où certains peuvent croire être unifiés alors qu'ils se réfugient dans le mental par la connaissance, le savoir ou la quête de nobles découvertes. Tendre vers Soi, développer la conscience corporelle, aiguiser ses sens par le Toucher, véritable porte entre son intérieur et son extérieur. J'ai pu constater que bien des gens portent des souffrances. Je n'irai pas jusqu'à dire que le Toucher est une baguette magique. J'ai pu voir des Thérapeutes, des personnes prodiguant des soins énergétiques, des personnes se formant rapidement sur des thérapies, tout un lot de gens aussi talentueux qu'ils soient, ne pas s'être explorés et d'autant plus à travers le Toucher. Il est bien évident que beaucoup de gens peuvent avoir le sentiment de vivre dans l'Harmonie sans avoir fait cela, ou sans avoir eu le besoin de le faire. Chacun est libre, il n'est pas question ici de faire du Toucher un acte vital pour chacun. Il a été suffisamment étudié pour savoir toute son importance.

LA CONFIANCE DANS LA RELATION PRATICIEN-RECEVEUR

Au sein d'une relation masseur-massé, il est plus qu'indispensable de faire naître et de favoriser un climat de confiance.

La confiance est la clé dans toute relation commerçant-client ou encore médecin-patient (bien que la représentation du médecin peut favoriser pour la plupart des individus une confiance aveugle, crédibilisée par le statut de la profession).

Dans une atmosphère de bien-être, hors des champs thérapeutiques mettant en œuvre le toucher du corps et donc l'intimité de la personne, il est évident que la confiance doit être optimale.

Il faut savoir que le Praticien en Massages Bien-Être peut faire l'objet des représentations que la société peut dicter. Il en est ainsi : un masseur-kinésithérapeute homme ne rencontrera pas de sélection du patient sur des critères de sexe (homme ou femme). La dimension thérapeutique fait office ici de « confiance automatique » ou « confiance conditionnée ». Il ne restera pas moins à l'abri si sa dimension professionnelle altère la confiance du patient. L'éthique de la profession en gage de charte est présente pour garantir la prise en charge du patient dans les meilleures dispositions possibles.

Pour le Praticien en Massages Bien-Être, la dimension non thérapeutique n'accorde pas le postulat de « confiance automatique » ou « confiance conditionnée ». Le toucher est ici dans le bien-être de la personne. Cette dernière doit ressentir la confiance absolue afin de laisser autrui toucher son corps.

Bien entendu, il y a des contextes où cette « confiance automatique » s'observe, par exemple dans des centres de soins esthétiques où le milieu féminin est représenté par la clientèle et par les professionnels. Il est rare d'observer des professionnels hommes dans ce genre d'établissement. Mais ce n'est pas systématiquement le cas et la profession d'esthéticien est là pour nous le rappeler. Nous ne rentrons pas ici dans le sujet du sexisme au sein du milieu professionnel. Mais déjà, par un critère sur le professionnel du toucher de bien-être, il existe une population ayant ce premier filtre. Sans juger, il faut en être conscient et l'observer.

La confiance s'installe dès l'instant où l'on entre en interaction avec le client. Peu importe si l'on exerce dans un centre esthétique, un milieu sportif ou encore dans un cabinet en libéral.

Le Praticien en Massages Bien-Être doit prendre conscience que la séance commence dès cet instant. Le premier contact est synonyme de début de séance, que cette séance se réalise ou pas d'ailleurs : un appel pour un renseignement, pour un rendez-vous ou autre service, le Praticien en Massages Bien-Être doit toujours laisser une impression de confiance.

Au sein de son lieu professionnel, il doit imprimer son univers : une décoration en harmonie avec sa personnalité, tout en respectant le climat zen. Une personne peut être en confiance lorsque la conversation téléphonique s'est bien déroulée mais la perdre en se rendant sur place. Le lieu joue un rôle important sur l'entretien de la confiance. Nous nous sommes déjà sentis à l'aise au sein d'une maison ou d'un lieu et sentis complètement mal à l'aise ailleurs. La propreté et l'hygiène sont des aspects importants pour favoriser la mise en place de cette relation de confiance, le lieu étant le reflet de votre profession mais aussi de votre personne.

Maintenant, s'il y a bien une qualité principale que doit avoir un Praticien en Massages Bien-Être, c'est la disponibilité. Il doit se rendre disponible pour l'autre. Comme toute autre profession à caractère de prestations de service, le professionnel laisse sa vie personnelle à l'entrée de son propre lieu de travail. L'accueil doit être naturel et positif. Sans dénaturer sa propre personnalité, le Praticien en Massages Bien-Être entre dans la mise en confiance.

C'est dans ce partage, qui précède toute séance, que le Praticien va mettre en avant la bienveillance, l'écoute et la présence dans « L'ICI ET MAINTENANT ». Il va répondre aux éventuelles questions de la personne, écouter sans interrompre, se présenter, expliquer le déroulement de la séance et reformuler les souhaits de la personne. Il peut suggérer des éléments dans une collaboration. Il ne doit pas imposer ni entraver la personne. Le Praticien s'adapte à la personne (bavarde, silencieuse, inquiète, sereine, etc.). Il se peut que certains cas de figure visent à tester le Praticien dans sa manière d'être.

Il est important que celui-ci s'accorde quelques minutes entre chaque séance pour se centrer et rester professionnel dans son propre respect et celui de l'autre.

La confiance en soi du Praticien assure de solides bases à la relation de confiance.
Notions importantes : écoute juste, intention juste, JUSTE DISTANCE, HUMILITE.

Article sur la relation de confiance

« Même chose pour le cabinet : l'absence de personnalisation, qui montre l'humanité du médecin, ajoute à l'effet anxiogène de se trouver devant un uniforme de blouse blanche (je garde le souvenir d'enfance du médecin de famille qui, passionné par les chevaux, avait plusieurs représentations dessinées de l'animal dans son bureau, ou du pédiatre qui accrochait les dessins des enfants à son intention sur le mur). »
Ce ne sont que des exemples qui montre le code tacite de la relation soignant-soigné. D'entrée, stress et soumission entre en jeu (on parle même d'effet « blouse blanche »), ne faisant pas démarrer la relation sur des bases saines.
Au cours d'une formation, une participante m'a raconté son souvenir d'une consultation chez l'orthophoniste de son enfant. Après un exercice, le spécialiste avait gratté les dents de l'enfant avec l'ongle pour lui mettre le résidu sur le nez, avec comme pic « il faut mieux les laver ». La mère, témoin de cette acte, avait hésité avant de s'offusquer : l'autorité que représentait ce spécialiste avait un côté intimidant, elle était implicitement soumise (un phénomène que l'on explique par l'expérience de Milgram). C'est pour cela que dans les services de psychiatrie, les médecins évitent au maximum les signes non-verbaux rappelant l'autorité (blouse, stéthoscope...).

La relation soignant-soigné : une communication inégale

A l'hôpital, il devient clair que cette inégalité est flagrante : le patient est couché, dépendant des aides-soignant(e)s et des infirmier(e)s, et est soumis aux règles de l'établissement. Il appartient alors au personnel soignant de créer une relation de confiance avec le patient pour améliorer sa collaboration mais aussi ses chances de guérison.

Cette relation de confiance s'obtient par des règles simples de respect de l'espace du patient, notamment de son intimité. Frapper à sa porte, ajuster la façon de le toucher (en lui fournissant un toucher qui n'ai pas qu'un but médical, mais de bienveillance), prendre en compte ses besoins sont des bases qui sont quelquefois sacrifiés par manque de temps et par la masse de travail à accomplir.
Pourtant, il a été observé que le personnel soignant qui prenait le temps de dialoguer avec le patient ne perdait pas plus de temps que s'il expédiait sa visite médicale. En effet, l'infirmier(e) ou l'aide-soignant(e) cherchant la rapidité devra souvent « s'expliquer » de sa hâte devant le patient, et donc perdre plus de temps que s'il ou elle avait fait un minimum de conversation. Mais l'arme la plus efficace mais aussi le talon d'Achille du personnel soignant est son empathie.

L'empathie, nécessaire à la communication

Ceux qui font ce métier ont cette crainte : comment ne pas se laisser envahir par la souffrance de l'autre et l'impossibilité de la soulager? Comment gérer les émotions des patients que l'on finit par faire sienne ? Certains y parviennent en se coupant émotionnellement de leur travail. De leurs aveux, c'est pour eux la seule façon de se protéger et de faire correctement leur travail, une idée qui, il y a encore une vingtaine d'années, était pris comme une évidence.
Il existe une autre façon de gérer son empathie, et elle passe par la prise de conscience de la différence entre maîtrise et contrôle.
Se couper émotionnellement est un contrôle : on s'empêche de ressentir les émotions de peur qu'elles nous rendent moins efficaces.
La maîtrise, quant à elle, va chercher à comprendre l'émotion. Une émotion que l'on comprend, c'est une émotion que l'on peut gérer, et avec l'expérience, utiliser. Le travail du soignant sera plus efficace : il créera une relation de confiance et aura un diagnostic plus précis.
De son côté, le patient sera plus serein et aura un taux de guérison plus efficace, réduisant ainsi l'effet nocebo. Nombres d'essais cliniques ont montré l'effet bénéfique sur la santé des malades d'une communication de qualité entre patients et personnels soignants. Un résultat réalisable par l'intelligence collective du personnel médical.

Je terminerais par cette citation de Jacques Cosnier, en conclusion de son article Les interactions en milieu soignant :

« À une époque où beaucoup d'efforts sont consacrés à améliorer les communications machine-machine et homme-machine, il serait temps de s'apercevoir que les rapports homme-homme ne sont pas plus simples et nécessitent eux aussi des investissements en recherche et en formation peut-être encore plus grands et certainement aussi urgents. » (*Cosnier Jacques, Les interactions en milieu soignant, in Cosnier, Grosjean, Lacoste, (dir), Soins et communication, approches interactionnistes des relations de soins, Presses Univ. de Lyon, 17-32, 1993).*

Au sens strict du terme, la confiance renvoie à l'idée qu'on peut se fier à quelqu'un ou à quelque chose. Le verbe confier (du latin confidere : cum, « avec » et fidere « fier ») signifie, en effet, qu'on remet quelque chose de précieux à quelqu'un, en se fiant à lui et en s'abandonnant ainsi à sa bienveillance et à sa bonne foi. L'étymologie du mot montre par ailleurs les liens étroits qui existent entre la confiance, la foi, la fidélité, la confidence, le crédit et la croyance.
Depuis la Modernité pourtant – et la fin du modèle théologico-politique qui pensait la confiance en termes de foi en Dieu –, nombreux sont ceux qui préfèrent concevoir la confiance comme un mécanisme de réduction des risques, ou encore comme le fruit d'un calcul rationnel, en laissant de côté ce qui nous paraît être une composante essentielle de notre confiance : le fait qu'elle place d'emblée celui qui fait confiance dans un état de vulnérabilité et de dépendance. Il ne s'agit pas de croire que la confiance doive être absolue et aveugle, ou que les autres soient toujours fiables et dignes de confiance.
Mais il ne s'agit pas non plus de penser que la seule confiance digne de ce nom soit ce qu'aujourd'hui on appelle couramment la « self-estime », une forme d'assurance qui permettrait à ceux qui en sont pourvus de ne dépendre de personne. Certes, sans confiance en soi, rien n'est possible. Ce n'est qu'ensuite qu'on peut aussi s'ouvrir aux autres, construire un espace de partage, bâtir avec autrui un projet commun. Pourtant, la confiance en soi relève aussi de la capacité à créer des liens. Pour cela, il faut pouvoir aussi croire aux autres, leur faire confiance et accepter le risque de la dépendance. C'est pourquoi la confiance – nous allons chercher à le montrer – n'est jamais « neutre ». Elle est à la fois fondamentale et dangereuse. Elle est fondamentale car, sans confiance, il serait difficile d'envisager l'existence même des relations

humaines – des rapports de travail jusqu'à l'amitié ou bien l'amour. Sans confiance, on ne pourrait même pas envisager l'avenir et chercher à bâtir un projet qui se développe dans le temps. Comme l'expliquent un bon nombre de travaux en sciences sociales, c'est la confiance qui rend possible le développement de la socialité.

Mais la confiance est aussi dangereuse, car elle implique toujours le risque que le dépositaire de notre confiance ne soit pas à la hauteur de nos attentes ou, pire encore, qu'il trahisse délibérément la confiance que nous lui faisons. Lorsque nous faisons confiance à quelqu'un, il nous arrive de croire en lui, sans savoir exactement pourquoi, ou du moins sans pouvoir expliquer les raisons exactes de notre confiance. Mais comment expliquer ce « saut » dans le vide ? N'y a-t-il pas là le risque de glisser dangereusement de la confiance à la crédulité ?

Confiance et coopération

D'un certain point de vue, les êtres humains aspirent tous à vivre dans un monde certain et stable, dans un univers où la confiance et la bonne foi déterminent la conduite de ceux qui les entourent : ils souhaitent pouvoir compter sur les autres, prévoir leurs comportements et avoir des points de repère. Cela explique qu'ils aient progressivement décidé de régulariser et de formaliser un certain nombre de conduites et d'attitudes, ainsi que d'institutionnaliser les contrats. Conclure une alliance ou promettre quelque chose, en effet, est une manière de rendre prévisible et maîtrisable le futur, soit parce que l'on s'engage envers un tiers à faire quelque chose, soit parce que quelqu'un nous assure de sa parole. D'où l'importance de la confiance réciproque, la confiance étant, comme l'explique Georg Simmel, « l'une des forces de synthèse les plus importantes au sein de la société [3][3] Georg Simmel, Sociologie. Etude sur les formes de la... ». S'il n'y avait pas une confiance généralisée entre ses membres, en effet, la société pourrait se désintégrer. C'est ainsi que Hume, analysant la confiance que met en jeu une promesse acceptée ou un contrat, explique déjà qu'être loyal et honorer ses promesses représente une véritable obligation : celui qui promet se lie à l'avance et s'engage à répondre de ses actions dans le futur ; en promettant, il accepte implicitement qu'on lui demande des comptes plus tard sur la manière dont il aura réalisé sa promesse ; il donne sa parole à quelqu'un d'autre et contracte, par là, une certaine obligation en autorisant autrui, par la suite, à exiger de lui des actions, des conduites, des prestations. En disant « je promets », pour Hume, non seulement j'invite autrui à me faire confiance, mais je l'invite aussi à ruiner ma réputation si je manque à ce que j'ai promis. Manquer systématiquement à la parole donnée signifie d'ailleurs mettre en danger l'existence même de la société. **Montaigne le dit bien** : *« Notre intelligence se conduisant par la seule voie de la parole, celui qui la fausse, trahit la société publique. C'est le seul outil par le moyen auquel se communiquent nos volontés et nos pensées, c'est le truchement de notre âme : s'il nous faut, nous ne nous tenons plus, nous ne nous entre connaissons plus. S'il nous trompe, il rompt tout notre commerce et dissout toutes les liaisons de notre police » (Essais, II, 18).*

Mais peut-on réellement utiliser ce cadre conceptuel lorsqu'on s'interroge sur la nature et la place de la confiance à l'intérieur de relations affectives comme l'amitié et l'amour ? Peut-on réellement parler de règles de l'honneur et de la probité, ou encore d'honnêteté et d'intégrité lorsqu'on sait bien que les sentiments sont toujours soumis aux intermittences du cœur ?
De nombreuses études contemporaines sur la confiance se focalisent sur la question de sa rationalité et cherchent ainsi à réduire la confiance à une forme de relation rationnelle entre agents moraux. C'est dans ce cadre que s'inscrivent notamment les travaux de Diego Gambetta et de Russel Hardin. S'appuyant sur la théorie du choix rationnel – qui vise à expliquer la conduite humaine en analysant les motivations en termes d'intérêts personnels – ces auteurs considèrent que l'on ne fait confiance que lorsqu'on attend, en retour, une action avantageuse pour soi. Ce qui revient à dire que la confiance est le résultat d'un calcul rationnel qu'on peut faire à partir du moment où l'on arrive à réunir un certain nombre d'informations concernant le dépositaire éventuel de notre confiance, ainsi que les conséquences probables de notre acte de confiance. La confiance s'en trouve ainsi définie comme « un certain niveau de probabilité subjective », ce qui devrait permettre à un individu de croire que l'autre accomplira ce qu'il attend de lui. Faire confiance à quelqu'un signifierait dès lors envisager la possibilité d'une coopération. Ce qui est d'autant plus crédible si l'on cherche à saisir les motivations qui peuvent pousser le destinataire de la confiance à se montrer « digne » de la confiance reçue.

Pour Hardin, en effet, il faut toujours prendre en compte l'intérêt qu'aurait le bénéficiaire de la confiance à s'en montrer digne. Ce qui amène le sociologue à proposer une théorie de la confiance fondée sur l'idée d'intérêts enchâssés : je fais confiance à quelqu'un si j'ai des raisons de croire qu'il sera dans l'intérêt de cette personne de se montrer digne de confiance, de manière appropriée et au moment opportun. Ma confiance repose alors sur le fait que mes propres intérêts sont enchâssés dans les intérêts de l'autre : elle dépend du fait que le bénéficiaire de ma confiance conçoit mes intérêts comme étant partiellement les siens *(Russel Hardin, « Communautés et réseaux de confiance »).*

Pour Hardin, un enchâssement de ce genre peut se réaliser pour différentes raisons, en particulier afin de perpétuer la relation existante entre deux ou plusieurs partenaires, comme il arrive dans le cas d'une amitié ou d'une relation amoureuse, ou encore afin de préserver sa propre réputation dans les rapports à autrui. Mais si être digne de confiance est très important dans le cadre d'une amitié ou d'une relation amoureuse, et peut en partie expliquer la confiance qu'on reçoit, sommes-nous réellement sûrs que la confiance qui fonde des relations d'amours ou d'amitié se résume réellement à un simple « enchâssement d'intérêt » ? N'y a-t-il pas toujours, dans le cas de l'amour ou de l'amitié, des éléments affectifs qui échappent au calcul risques-bénéfices, et plus généralement aux composantes cognitives de la confiance sur lesquelles insistent des auteurs comme Diego Gambetta et Russel Hardin ? N'y a-t-il pas une différence irréductible entre le fait de « se fier à » ou de « compter sur » – ce qu'en anglais on désigne par le terme de reliance – et la confiance (trust) ?

Le « saut » dans le vide

Le premier à avoir analysé de façon systématique la présence, dans la confiance, d'une composante autre que cognitive est le sociologue Georg Simmel. Pour lui, la confiance est sans aucun doute « une forme de savoir sur un être humain », mais ce savoir englobe toujours une part d'ignorance : « Celui qui sait tout n'a pas besoin de faire confiance, celui qui ne sait rien ne peut raisonnablement même pas faire confiance *(Georg Simmel, Sociologie).* C'est pourquoi on ne peut comprendre la confiance sans imaginer l'existence d'un « moment autre » qui accompagne le « moment cognitif » : « On "croit" en une personne, sans que cette foi soit justifiée par les preuves que cette personne en est digne, et même, bien souvent, malgré la preuve du contraire. Georg Simmel relie ainsi directement le concept de confiance à celui de foi, en soulignant le fait que souvent, dans les relations humaines, on a tendance à «

croire en quelqu'un » sans savoir exactement pourquoi, ou du moins sans pouvoir expliquer les raisons exactes de cette croyance. Il arrive pourtant que, sans en connaître les motifs, « le moi s'abandonne en toute sécurité, sans résistance, à sa représentation d'un être se développant à partir de raisons invocables, qui cependant ne la constituent pas. » *(Georg Simmel, Philosophie de l'argent, PUF, 1987*).

Mais pourquoi le moi s'abandonnerait-il en toute sécurité, indépendamment des raisons objectives qui pourraient expliquer la confiance qu'on a en quelqu'un ? Lorsqu'on s'abandonne en toute sécurité n'y a-t-il pas le risque qu'on soit trahi ? Quels liens existent entre confiance et trahison ?

De nombreuses difficultés inhérentes au concept de confiance dépendent du fait qu'il ne semble pas y avoir une coïncidence entre la confiance (trust) et le sentiment de pouvoir compter sur quelqu'un (reliance), sur une personne dont les propriétés permettent objectivement de dire qu'il s'agit bien d'une personne « fiable » (reliable). Un individu peut en effet être considéré comme fiable à partir du moment où il possède un certain nombre de compétences techniques et morales. Un médecin, par exemple, est fiable à partir du moment où il semble maîtriser son métier : il montre une compétence technique qui le rend capable d'un bon diagnostic ; il sait quel genre d'examens il doit prescrire à son patient ; il connaît les médicaments indiqués pour une infection particulière, etc. Il est aussi fiable lorsqu'il se montre à la hauteur des attentes de ses patients, en étant à leur écoute, en leur laissant la possibilité de se plaindre, en leur proposant des soins sans pour autant les leur imposer, etc. (ce qu'on appelle des compétences morales). Est-ce que l'on peut pour autant réduire la confiance au simple constat de toutes ces compétences ?

En réalité, rien n'est moins sûr. On peut « compter sur » ce médecin sans pour autant lui faire véritablement confiance, c'est-à-dire sans être capable de s'abandonner à lui en toute sécurité. Quelqu'un de fiable et sur qui nous pouvons compter peut nous décevoir, notamment lorsqu'il ne remplit pas correctement son rôle et qu'il ne répond pas à nos attentes. Mais il ne peut pas nous trahir. Tout simplement parce que nous ne nous sommes pas rendus vulnérables face à lui. Et vice versa : nous pouvons avoir confiance en quelqu'un et nous rendre vulnérables devant lui, en acceptant de dépendre de sa bienveillance, sans que rien ne justifie notre confiance en lui. Il peut toujours arriver que, en dépit de nombreux signes qui indiquent qu'une personne n'est pas tout à fait fiable, on continue à avoir confiance en elle. Il se peut, par exemple, qu'un ami nous ait déjà fait faux bond à plusieurs reprises ; peut-être, à chaque fois, s'est-on juré de ne jamais plus compter sur lui. Pourtant, il peut nous arriver d'oublier ses défaillances et de continuer à avoir confiance en lui ; nous n'arrêtons pas d'espérer que le bien que nous pouvons tirer de cette relation l'emporte sur la crainte du mal possible.

Certes, il ne s'agit pas, ici, de nier tout lien entre la reliance (le fait de compter sur quelqu'un de fiable) et la confiance proprement dite (trust). Souvent entre le sentiment de confiance, et donc la certitude qu'on a de pouvoir compter sur quelqu'un, et la confiance, il y a continuité. Ce qui amène le philosophe Simon Blackburn à parler de la reliance comme d'une sorte de « base austère » de la confiance *(Simon Blackburn, « Trust, Cooperation and Human Psychology »).*

La fiabilité de quelqu'un, qu'on peut constater au fur et à mesure qu'on fréquente une personne et qu'on connaît ses qualités et ses compétences, peut alors nous amener progressivement à lui faire confiance. Surtout si l'on arrive à instaurer un vrai dialogue avec cette personne et à lui déclarer qu'on se fie à elle : à partir du moment où nous déclarons à quelqu'un notre intention de compter sur lui, cette personne peut elle-même se sentir motivée par nos attentes et s'engager dans un processus au bout duquel la confiance réciproque peut enfin surgir. Pourtant, en dépit de tout, la confiance ne dépend pas directement de notre volonté d'avoir confiance : elle n'est pas le fruit d'une connaissance objective ; elle ne se fonde pas sur des standards quantifiables. De même qu'elle ne peut être exigée, la confiance ne se décrète pas. On fait confiance ou non avec des degrés variés de conscience : « Quand je fais confiance à quelqu'un, je dépends de sa bonne volonté à mon égard, écrit Annette Baier. Je n'ai besoin ni de la reconnaître ni de croire que quelqu'un l'ait sollicitée ou reconnue, car il y a des choses comme la confiance inconsciente, la confiance non voulue, ou encore la confiance dont celui en qui on a confiance n'est pas conscient *(Annette Baier, « Trust and Anti-Trust », Ethics, 96 »).*

Dans la confiance, il y a toujours une dimension inexplicable qui renvoie à la toute première expérience de confiance qu'on a eue avec ses parents lorsqu'on était enfant. La confiance est liée à la nature même de l'existence humaine, au fait que nous ne sommes jamais complètement indépendants des autres et autosuffisants, même lorsque nous avons la possibilité d'atteindre un certain degré d'autonomie morale. D'où l'importance de ne pas oublier le rôle de la

confiance dans les relations entre les parents et les enfants, à un moment de la vie où les adultes reçoivent un appel de confiance absolue de la part de leurs enfants et doivent être capables, pour les rendre autonomes, de recevoir cette confiance sans la trahir. La confiance des enfants est totale, indépendamment de la « fiabilité » des adultes. Ce qui explique non seulement leur vulnérabilité absolue, mais aussi la grande responsabilité des parents. Ce n'est que lorsqu'un enfant est reconnu dans ses besoins et accueilli au sein de la famille, qu'il peut commencer à grandir et à devenir autonome, tout en acceptant la fragilité à laquelle l'expose sa confiance.
Comme l'explique Laurence Cornu, les « marques de confiance faite instituent l'enfant comme "nouveau-venu" construisant son histoire. Elles constituent des moments qui font événements et avènement, où l'adulte prend le risque de retirer son aide (le soutien, l'accompagnement, les roulettes du vélo), en s'étant assuré que "ça tient", (méfiance bien employée), et en assurant l'autre qu'il est capable de "se tenir" *(Laurence Cornu, « La confiance comme relation émancipatrice »).*

C'est dans ce même cadre que s'inscrit aussi l'analyse de Lars Hertzberg, lorsqu'il explique la différence qui existe entre le fait de compter sur quelqu'un de fiable et la confiance qu'on fait ou qu'on donne à quelqu'un, indépendamment de ses compétences spécifiques, en s'appuyant sur l'expérience de l'apprentissage : lorsqu'on fait confiance à son enseignant on n'exerce pas de jugement à son sujet ; celui qui apprend n'a en principe « aucune preuve de la fiabilité ou de la non-fiabilité de son enseignant dans la matière en question *(Lars Hertzberg, « On the Attitude of Trust », Inquiry »).* C'est d'ailleurs parce qu'il fait confiance à son enseignant sans connaître ses compétences qu'un élève peut facilement être trahi. La position qu'occupe l'enseignant vis-à-vis de ses élèves, de même que celle qu'occupent les parents face à leurs jeunes enfants, donne au bénéficiaire de la confiance un pouvoir considérable. En même temps, c'est parce que cette confiance inconditionnelle est là, que le rapport entre parents et enfants (de même que celui entre les enseignants et leurs élèves) peut aussi permettre aux acteurs plus vulnérables d'évoluer et de grandir, de découvrir le monde et de se découvrir eux-mêmes.

C'est pourquoi ce genre de relations permet bien de comprendre les mécanismes de la confiance. Elle engendre des relations fortes où la dépendance et la fragilité se mêlent toujours à la possibilité d'une transformation du moi et à la découverte d'un autre rapport au monde. Mais elle permet aussi d'établir un autre rapport au temps, notamment à l'avenir, en donnant la possibilité de croire que l'espace des possibles est toujours ouvert : à la différence de la peur qui porte chacun à s'enfermer à l'intérieur d'un univers clos, où rien n'est plus possible, la confiance permet de sortir de la paralysie et de contourner les obstacles. Même si elle ne nous met pas à l'abri de la déception ou, pire encore, de la trahison – car le seul fait d'avoir confiance en quelqu'un implique que le bénéficiaire de notre confiance peut exercer un certain pouvoir sur nous –, la confiance s'oppose directement aux impasses de la peur-panique que connaissent aujourd'hui beaucoup de personnes. Le problème, en effet, est que les sociétés occidentales semblent aujourd'hui clivées entre, d'une part, une valorisation de la toute-puissance de la volonté et, d'autre part, une peur obsédante de tout ce qui échappe, ou semble échapper, au contrôle.

D'un côté, on pense pouvoir tout maîtriser, au point de culpabiliser ceux qui échouent, le manque de contrôle étant l'indice d'une regrettable défaillance qu'il faut, tôt ou tard, corriger. De l'autre, on craint l'irruption de l'inattendu : on a tellement peur du futur qu'on envisage toute sorte de comportements compulsifs destinés à neutraliser ce qu'on perçoit comme dangereux. Mais les comportements compulsifs visant à combattre la peur ne font souvent qu'engendrer une angoisse encore plus grande. Le mécanisme n'a alors de cesse de s'autoalimenter, dans une escalade progressive de la peur. Dans un tel contexte, la confiance peut intervenir pour casser ce cercle vicieux, en réintroduisant dans le monde la possibilité de l'espoir, en poussant chacun à parier de nouveau sur soi-même, sur les autres et, plus généralement, sur l'avenir.

Confiance et trahison

La confiance humaine contient en elle-même le germe de la trahison *(James Hillman, La Trahison et autres essais, Payot)* et se nourrit tout d'abord des faiblesses et des défaillances des uns et des autres. Avoir confiance en quelqu'un ne signifie pas pouvoir s'appuyer complètement sur cette personne ou attendre à tout moment son aide et son soutien. Avoir confiance, c'est admettre la possibilité du changement, de la trahison, du revirement. D'un certain point de vue, en effet, confiance et trahison sont intimement liées. Non seulement la confiance que je peux avoir en un autre n'exclut pas la possibilité que celui-ci me trahisse, mais c'est aussi justement parce que j'ai confiance en quelqu'un que je peux être trahi par celui-ci : c'est le mari qui trompe sa femme ; c'est un proche qui trahit l'ami ; c'est le patriote qui trahit sa patrie. La trahison et l'infidélité interviennent toujours à l'intérieur d'un rapport qui se fonde sur la confiance. Certes, à chaque fois qu'elle a lieu, la trahison surprend et blesse, ne serait-ce que parce qu'elle surgit justement à l'intérieur d'un rapport de confiance. Et cela, indépendamment de la raison pour laquelle on fait confiance, ainsi que des qualités de celui en qui l'on a confiance. Mais confiance et trahison sont, chacune à sa façon, une manifestation d'humanité : l'être humain a besoin de confiance, mais il n'échappe jamais durablement à ses faiblesses.

Fonder les rapports humains sur la confiance ne signifie pas croire qu'on pourra un jour trouver quelqu'un d'incapable de nous décevoir, ni, non plus, qu'on sera capable de ne jamais décevoir. Il ne s'agit pas de se croire à l'abri de la trahison. En tant qu'êtres humains, il nous est impossible de ne pas désirer ou être désirés, séduire ou être séduits, duper ou être dupés, fuir ou abîmer les choses.

Comme l'écrit Kant dans la Métaphysique des mœurs à propos de l'amitié, elle est « la pleine confiance que s'accordent deux personnes qui s'ouvrent réciproquement l'une à l'autre de leurs jugements secrets et de leurs impressions » *(Doctrine de la vertu).* C'est pourquoi elle permet souvent de se révéler sans fausseté. En même temps, « les hommes ont tous des faiblesses qu'ils doivent cacher même à leurs amis. Il ne peut y avoir de confiance complète qu'en matière d'intentions et de sentiments, mais la convenance nous commande de dissimuler certaines faiblesses *(Emmanuel Kant, Leçons d'éthique)*. Même si le fait de faire confiance à une personne implique toujours une certaine forme de dépendance à l'égard des compétences et de la bonne volonté de cette personne, il existe une différence essentielle entre la confiance aveugle d'un enfant et la confiance que l'on apprend à avoir en l'autre lorsqu'on a la possibilité de devenir autonome. C'est une chose, en effet, de dépendre complètement de quelqu'un et de s'abandonner totalement à sa volonté et à sa bienveillance ; c'en est une autre d'accepter la vulnérabilité dans laquelle nous place le fait même d'avoir confiance en quelqu'un, tout en sachant que l'autre peut ne pas répondre à nos attentes, qu'il peut ne pas être là, qu'il peut aussi, parfois, abuser de notre confiance.

C'est toute la différence entre les enfants et les adultes, s'il y a eu la possibilité, pour l'enfant, d'apprendre à exister par et pour lui-même. Mais c'est aussi la différence qui existe entre une conception de la confiance bâtie uniquement à partir du modèle de la foi en Dieu et une conception de la confiance qui prend en compte le fait que les êtres humains ne sont pas totalement fiables. Avoir confiance, ce n'est pas jouir d'une assurance totale. A la différence de Dieu, l'homme est imprégné de finitude.
Transposer le modèle d'alliance entre Dieu et son peuple aux relations humaines revient à tomber dans le piège de croire que l'homme peut, comme Dieu, être sans failles et sans limites. C'est confondre deux ordres de réalité, alors que la foi – c'est-à-dire la confiance absolue en un être totalement fiable – ne saurait avoir le même statut que la confiance en l'homme. Toute démarche humaine est une démarche de « véracité » et non pas de « vérité ».

Ainsi, dans la fidélité à nos affections, nos amours, il ne s'agit pas de ne pas changer, de demeurer figé dans une manière d'être, d'aimer. Car c'est alors la mort qui rôde. Le désir, ce n'est jamais sans surprises. Espace ouvert confié à des intentions pour la fidélité, à des nouvelles manières de se signifier *(Véronique Margron, La Douceur inespérée, Bayard, 2004).*

A la différence de la foi, la confiance n'est jamais un pur « don » : elle est quelque chose que l'on construit, pour soi et pour l'autre ; quelque chose que l'on « fait » et que, parfois, l'on « défait ». C'est pourquoi, même pour un croyant, elle ne peut se concevoir sur le modèle de l'alliance entre Dieu et les hommes, sauf à s'entretenir dans l'illusion de vivre encore dans un Eden où l'on ne ferait qu'un avec Dieu au sein d'une confiance primordiale capable de nous offrir une protection contre notre propre ambivalence. La confiance entre les êtres humains surgit à partir du moment où l'on s'efforce d'habiter et de séjourner dans un lieu de transit, dans l'espace du va-et-vient de la rencontre. Certes, elle ne peut se développer que dans un monde intelligible, dans un réseau de significations fondatrices – l'expérience faite pendant l'enfance d'un point d'appui, de l'amour des parents. Mais elle ne peut survivre que lorsqu'on accepte que chaque personne ait ses zones d'ombre et ses faiblesses. La confiance naît du lien – les tout premiers liens, les liens avec les parents et les proches. Mais sa véritable force réside dans le fait que, même si elle demeure à jamais fragile, elle engendre toujours du lien.

La confiance est à la fois fondamentale et dangereuse ; elle est fondamentale car sans confiance, il serait difficile d'envisager des relations humaines ou de bâtir des projets qui se développent dans le temps ; elle est aussi dangereuse, car elle implique les risques de la faillibilité humaine et de la trahison. Comment assumer ces risques sans glisser de la confiance à la crédulité ? »

Pour citer cet article : Marzano Michela, « Qu'est-ce que la confiance ? »

RESPECT DE L'INTIMITE, NOTION DE PUDEUR

« Masser, c'est avant tout communiquer par le toucher en apportant une sensation de sécurité et de détente. Un toucher respectueux apporte pour la personne massée sur le plan physique de la détente, du relâchement musculaire, de l'apaisement tout en découvrant chaque partie de son corps, développant ainsi une conscience du corps dans sa globalité. Cette prise de conscience permet une image plus positive de soi-même et amène une écoute, une attention particulière à ses besoins fondamentaux.

Le massage ouvre la voie de la découverte de soi, révélant ce que sont la paix intérieure et le plaisir d'un corps capable de respirer et de se mouvoir librement. Un savant mélange d'intuition et de présence fait de chaque massage un moment unique de retrouvailles avec soi-même.

A travers ce merveilleux voyage intérieur, la personne peut se mettre en contact avec des parties de son corps endormies, une émotion cachée derrière une tension. Ces longs mouvements enveloppants invitent la personne à découvrir son corps, à l'aimer, à l'unifier.

La relation entre le masseur et le massé est basée sur l'écoute corporelle et le respect de l'autre. Ce massage de détente ramène chacun à son besoin de contact et d'épanouissement.

Le massage se pratique à même la peau avec de l'huile parfumée dans une ambiance de sécurité (lumière douce, musique relaxante) Il se reçoit idéalement dans la nudité mais cette possibilité est laissée à votre discrétion.

Vous découvrirez que l'enjeu n'est pas le corps dévoilé, l'intimité la plus précieuse est celle du cœur et, spontanément le respect s'installe, respect de la pudeur et plus encore respect de l'être qui chemine vers lui-même.

La référence à l'intériorité de la personne, à ce qui est privé, personnel, rend difficile, délicate et complexe une définition de l'intime et de la pudeur. Ceci dit, c'est sans conteste une dimension majeure de l'être humain. L'intime est partie intégrante de l'identité d'une personne et c'est la représentation que chacun se fait de son propre corps, de son schéma corporel en relation avec l'autre. C'est une histoire d'identité, histoire secrète, dont la non-intrusion implique le respect et engage l'éthique. Ce n'est pas parce que nous sommes « tous faits pareil » que nous devons banaliser la pudeur. Elle est un vaste sujet que l'on ne peut ignorer dans l'exercice de notre profession de praticien en massages-bien-être. Méconnaître la valeur de la pudeur, et la rejeter serait déshumaniser la relation et rendre impossible l'émergence du bien-être. Le respect du droit à la pudeur et à l'intimité, dans le déroulement d'une séance en massages-bien-être, doit être pensé, organisé comme faisant partie de la prestation. Le besoin d'intimité est un besoin vital...

L'intime se limite-t-il simplement au corps ? Parler de distance, de proximité bienveillante ou de pudeur implique-t-il de trouver une juste distance qui préserve et rassure ? La pudeur est encore trop souvent assimilée et confondue à la pudibonderie, ou limitée à la conséquence d'un conditionnement ou à une forme de puritanisme.
Il n'y a pas une mais de multiples formes de pudeur. Elles varient selon la culture, les valeurs, les croyances de chacun mais aussi lorsqu'elles sont en perspectives avec un contexte ou un lieu. Chaque personne, chaque culture, chaque époque codifient l'espace d'intimité, la notion de pudeur, qui loin d'être statique et figée est au contraire un sentiment structurant et mobile selon les circonstances, intérieures comme extérieures. La pudeur est un état sans cesse en mouvement, en exploration, en recul ou en avancée.
C'est dans le secret de l'intime qu'émerge la pudeur. Il s'agit d'un processus individuel qui s'élabore par, grâce et à cause de notre individualité. L'intime comme la pudeur témoignent d'une histoire. La pudeur se présente comme un processus naturel, inhérent à l'évolution humaine, qui permet de garder en réserve, hors des regards, en secret, ce qui se façonne au niveau de l'Être. L'intime est ainsi un lieu de liberté et la pudeur une résistance à dévoiler ce qui est de l'ordre de la profondeur.

« Le corps naît humain et demande à être humanisé » (1) Cette humanisation passe par la vertu de l'habit qui confère à l'homme protection et pudeur. Le vêtement met en réserve le regard d'autrui, protège de la concupiscence et du risque d'être réduit à l'état d'objet. La pudeur est une force qui tout autant abrite, sauvegarde et libère. Elle participe au processus de l'altérité, étape indissociable au processus d'humanisation. En renforçant la dynamique d'individuation, elle éclaire l'indispensable distance vis-à-vis de l'autre. La pudeur est un moyen d'autonomie et délimite ce qui est à soi et ce qui ne l'est pas. Grâce à ce mécanisme protecteur et salutaire, l'homme élabore ses dimensions, psychique, physique et émotionnelle, à l'écart des regards.

CITATIONS

« Parce qu'il n'est pas d'homme sans secrets, l'idée même d'être transparent aux yeux d'autrui nous est sujet d'effroi. Respecter l'intimité, respecter la pudeur d'un homme est donc un devoir » Éric FIAT, philosophe, maître de conférences Université de Marne-La-Vallée Source Cairn-info.

« Pour le philosophe, la pudeur est à la fois un droit et une convention. Un droit assimilé à celui de la protection de la vie privée de l'individu : chacun a droit au respect de sa pudeur » Source Wikipédia.

La pudeur dresse une limite, une frontière entre le monde interne et le monde externe. Le premier est ainsi préservé, mis à distance, sauvegardé. C'est dans le secret de l'intériorité que se construisent la conscience, la psyché et l'identité. C'est dans cet espace protégé du regard et du mouvement inquisiteur que s'échafaude toute la richesse intérieure, la force vitale, le mouvement de vie. Et l'on peut comprendre que nombreuses sont les personnes qui accordent une grande valeur à cet espace, qui entendent être respectées à cet endroit, à commencer par nos clients. La pudeur est l'attention accordée au processus d'humanisation de l'autre.
Une pudeur reconnue et respectée est porteuse d'un potentiel d'investigation tout à fait étonnant. Elle se positionne comme un opérateur de première importance dans l'évolution et la transformation intérieure. La pudeur garantit à chacun la liberté de s'ouvrir ou non à l'autre. Elle est un filtre, une enveloppe, une digue… Sans pudeur, le sujet n'existe pas : il n'est qu'objet. Elle fait naître ainsi une distanciation saine et utile qui respecte la différence et crée un entre-deux où chacun peut réellement se rejoindre et communiquer.

La relation ne peut exister qu'en présence d'une sauvegarde de l'intimité et de la pudeur. Elle joue le rôle d'une fonction médiatrice où l'un et l'autre peuvent se risquer, s'ouvrir, s'abandonner ou se retirer. Cette mobilité intérieure est propice à l'exploration d'espaces nouveaux, à l'enrichissement de l'identité. Lorsque celle-ci est bafouée, meurtrie, blessée, c'est comme se perdre soi-même.
Une éthique (2) du toucher ne peut être dissociée de ce qui structure le massage-bien-être (3). Le paradoxe du toucher est qu'il est autant soumis à l'interdit qu'à l'autorisation. Il exclut comme il inclut. Les circonstances, le lieu, la signification qui lui est donnée, le respect de la dimension sujet, permettent

de donner un sens, une fonction, une valeur au toucher. La pudeur est loin d'être une notion désuète.

Une enquête Tena/IFOP en 2009 soulignait que 88% des français se revendiquent comme pudiques. Voir également les revues de presse de : Le grand retour de la pudeur, Europe1 News, publié le 5 juin 2009 ; et Ciel ! La pudeur revient, leparisien.fr publié le 4 juin 2009. En quoi le tact, la réserve, l'attention à l'autre, la délicatesse, le respect de la pudeur, de l'intimité nuiraient à la liberté et à l'authenticité ? Bien au contraire…

Pour le praticien en massages-bien-être, préserver la pudeur de son client est une façon d'être qui sans cesse se questionne. C'est la condition pour que le client se conserve pour lui-même, dans toute son intériorité, sa richesse, ses ressources. Le bien-être se réalise toujours au centre d'une intimité préservée… Lorsque l'attitude du praticien en massages-bien-être n'est pas en phase avec cette éthique, s'engage alors un processus d'érosion, de dépersonnalisation du client : il est réduit à l'état de chose…

Ce n'est pas parce que certains massages-bien-être à l'huile nécessitent un corps déshabillé qu'il ne faut plus se préoccuper de la pudeur ! Que le client puisse ôter ses vêtements à l'abri d'un regard, qu'il dispose d'un sous-vêtement jetable ou qu'il conserve le sien et qu'il bénéficie d'un tissu en permanence couvrant le fessier et l'entrejambe semble relever du minimum.

C'est Lacan qui disait « l'impudeur de l'un fait le viol de la pudeur de l'autre ». Des arguments abusifs comme « recevoir un massage entièrement nu est plus profitable pour la cliente », cette conduite altère au plus profond de l'Être. Avant tout il convient de respecter le client là où il est, là où il en est dans sa relation avec lui-même, avec son intériorité et sa pudeur. Mais nous pouvons aussi évoquer la pudeur du praticien. L'intrusion de la nudité d'un client peut être perturbatrice pour lui-même. Qu'il puisse poser dans son cadre professionnel le souhait de masser un corps qui préserve son intimité, est aussi de son droit.

Le corps humain est animé, voir chargé de significations. La nudité d'un corps est la conséquence d'une dénudation. Il y a alors potentiellement menace pour l'intimité et la pudeur. N'oublions pas de prendre la mesure de la fragilité de l'homme lorsqu'il est question de nudité, de pudeur et d'intimité…

La pudeur est une demande discrète de sauvegarde de l'intériorité que le praticien en massages-bien-être se doit d'entendre et de préserver. Il doit en être garant. Elle est une étape nécessaire au vécu d'un état de bien-être. C'est offrir au client la possibilité d'être là, dans l'entièreté de son corps et de l'image qu'il a de soi.

La notion de pudeur, d'intimité et d'intériorité est sans cesse interpelée dans la pratique du massage-bien-être. La proximité des corps qu'il induit peut entraîner un brouillage des frontières entre pudeur et nudité. A cela s'ajoute que chaque praticien possède tout naturellement une sensibilité personnelle à l'intime, à la nudité, à la pudeur. La façon dont il aborde l'intimité des autres sera ainsi influencée. Une réflexion et un travail personnel sur ce point particulier est indispensable.

Le massage-bien-être réduit les distances sociales entre le praticien et le client. Parce que toucher et être touché implique le vécu de chacun, ses manques, ses besoins, ses peurs, il en est de la responsabilité et de l'éthique du praticien de clarifier cette notion de pudeur dans l'exercice de son activité.

La pudeur est une alliée dans le processus de bien-être et témoigne de l'existence d'un corps-sujet. Une pudeur respectée rend au corps toute son humanité et au massage-bien-être toute son éthique. Le bien-être de l'homme se nourrit d'espaces protégés. La pudeur mérite respect et délicatesse. Elle constitue un des mouvements les plus nobles et dignes de l'être humain. »

Roger DAULIN Vice-président de la Fédération Française de Massages-Bien-Etre

(1) Pascal IDE – Le Corps à Cœur Ed. Saint Paul – Annexe 1 page 343

(2) Voir dossier « Ethique et Spiritualité au cœur des Massages-Bien-Être » FFMBE site : www.ffmbe.fr

(3) Voir site de la Fédération Française de Massages-Bien-Être – définition du massage-bien-être et le code de déontologie.

DEFINITIONS

Intériorité : caractérise ce qu'il y a de plus profond et d'essentiel dans l'être. Source : Dictionnaire de philosophie, Ed. Armand Colin.

Pudeur : Sentiment de gêne, de honte, qu'une personne éprouve, à faire, à envisager ou à être témoin de la nudité. Gêne qu'éprouve une personne devant ce que sa dignité semble lui interdire. Source : Dictionnaire Le Petit Robert, Ed. 2010.

La définition de la pudeur se résumerait à manifester une retenue morale ou physique envers ce qui est considéré comme indécent. En effet, c'est la discrétion ou contenir de dire ou à faire une chose potentiellement blessante.

Le Praticien en Massage Bien-Être présente une pudeur naturelle envers ses clients et envers sa propre éthique. Il respecte toutes les pudeurs individuelles y compris celle de la collectivité.

Selon les différentes cultures, éducations, influences, personnalités, « ce qui est considéré comme indécent », que ce soit en termes de paroles ou d'actions, peut différer d'un pays à l'autre, d'un individu à l'autre.

Bien entendu, la majorité des personnes de notre société assimile la pudeur à l'intime. La pudeur étant étroitement liée à cette expression « se mettre à nu ». Au sens propre comme au sens figuré. Nous nous sommes adaptés et nous nous protégeons afin de ne pas être « démasqué » ou « mis à nu », ce qui peut être perçu comme une faiblesse.
C'est une grossière généralité qui s'estompe dans notre société mais qui est bien ancrée dans beaucoup d'entre nous.

La pudeur étant mon espace qui m'est propre, celui que je protège, au sein duquel je me réfugie sans retenu. Grâce à lui, je peux être moi pleinement. Je me sens comme un être rempli de dignité et d'intégrité. Sans ce refuge, sans ce tronc vital à mon être, je me sens incomplet, dévalorisé, sans relief, ma dignité est perdue.

Être à l'abri des regards d'autrui pour me permettre d'être pleinement moi-même. Dans la construction de l'individu de notre société, c'est un fait commun.

Que ce soit pour dévoiler une partie de son corps, ou exprimer un acte. Chanter seul dans sa chambre et entrer dans le lâcher prise au sein de cet espace où je me sens en sécurité. Retirer mon tee shirt lorsque je suis seul et ainsi être libéré du regard d'autrui. La pudeur est multiple. Au sein d'une civilisation où les normes sont mises en avant selon des critères bien précis.

En termes de psychologie et de construction personnelle, nous pouvons évoquer aussi la confiance en soi, l'affirmation de soi, l'estime de soi. La comparaison excessive envers autrui nous amène à ne pas nous considérer. Par ailleurs, des évènements de notre histoire peuvent façonner notre pudeur. Du même ordre que pour les blessures évoquées par Lise Bourbeau.

Il est important d'évoquer le positionnement de l'individu par rapport à lui-même. En dehors des préjugés, une personne forte peut se sentir à l'aise envers elle-même, tout comme une personne présentant une anomalie physique visible (naturelle ou suite à un évènement). De la même manière, nous pouvons voir des personnes présentant une apparence éclatante mais d'une pudeur inégalable. Le rapport à soi est vital.

Le Praticien en Massage Bien-Être accueille toutes les pudeurs, dans le non jugement. Il s'adapte. Dans un domaine d'activité où le Toucher du corps est l'axe central, la délicatesse et la bienveillance sont requises.

Le Praticien en Massage Bien-Être doit capter, en dehors du visuel, ce que la personne va dégager. Identifier son rapport à elle-même. L'accueillir telle qu'elle est pour préserver l'intégrité de celle-ci. C'est pour cela qu'un Praticien en Massage Bien-Être doit faire un travail sur lui-même régulièrement. Son rapport à lui-même influera son rapport à l'autre, surtout dans la réalisation de ses séances. Le corps représente l'histoire, l'identité de tout être. RESPECTER L'INTEGRITE PHYSIQUE, PSYCHOLOGIQUE et EMOTIONNEL de chacun. Le Massage Bien-Être peut unifier l'être dans son intégrité. Le toucher peut observer les blessures, les freins à l'estime de soi pour conduire à la libération de chaînes au fil des séances. Chacun est différent, le processus est propre à chacun. Le Praticien en Massage Bien-Être doit toujours être animé par une volonté de dire avec ses mains « vous êtes une belle personne dans votre intégrité » afin de capter et d'extraire l'essentiel « vous êtes ». Faire exister l'autre par le toucher dans le respect, l'accueil, l'humilité, la bienveillance.

PREPARATION DU PRATICIEN : SE CENTRER, LA PRESENCE, L'ECOUTE, LA JUSTE DISTANCE

Le Praticien

• S'habiller confortablement.

• Mains soignées (propres, non rugueuses, ongles courts et limés).

• Pas de bijoux (bagues, bracelets).

• Bonne hygiène (mains, haleine, cheveux attachés). Attention aux colliers trop longs.

• Repas léger, automassage, étirements…

Se centrer

Avant de commencer, le masseur s'accorde quelques instants pour se centrer grâce à des pratiques de méditation simples. Il relâche les tensions corporelles, prend conscience de sa respiration et de son état intérieur ; il laisse de côté ses préoccupations personnelles pour s'ouvrir à l'autre. Il prend conscience de ses tensions corporelles pour ne pas remplir son besoin (j'ai mal au dos, je vais donc consciemment ou inconsciemment masser le dos du patient).

La présence

La présence est la qualité de la relation praticien/client, basée sur le respect de la dynamique de l'autre, l'écoute et l'ouverture du cœur. Le sens du toucher devient alors :

L'écoute juste, le contact juste, le mouvement juste, la pression juste, l'intention juste.

L'écoute

Ecouter, pour entendre et pour que l'autre s'entende.

C'EST

- Ecouter ce qui se passe en soi.
- Entendre le langage.
- Regarder.
- Etre là.
- Accompagner pas à pas.
- Se taire et parler.
- Entendre plus avant… Aussi dans le ressenti.

CE N'EST PAS

- Proposer des solutions.
- Rassurer.
- S'enfermer dans ses résonances, ses ressentis.
- Interrompre.
- Juger, se raconter.
- S'identifier à l'autre.

Il est très important de :

• Faire préciser, clarifier et différencier.

• Accueillir.

• Reformuler.

• Confirmer.

La juste distance

Lors de l'entretien, il faut trouver la JUSTE DISTANCE, ni trop près, ni trop loin. Vérifier si nécessaire.

Entretien : établir une fiche pour définir le besoin de la personne, le suivi de chaque séance. Voir médicaments, allergies, soucis particuliers, maladies, avis du médecin si nécessaire, etc.
16
Diriger et limiter l'entretien, mais être à l'écoute (10 à 15 minutes).

Les notions de transfert et de projection sont à prendre en considération. Nous retrouvons ces notions dans toutes les relations soignant-soigné. En tant que Praticien en Massages Bien-Être, nous sommes concernés aussi.

L'être Humain peut présenter des affects conscients ou inconscients. Notamment envers une clientèle fidèle où les schémas de répétition vont favoriser la création d'affects potentiels que l'être Humain ne contrôle pas. C'est très pervers car nous créons aussi des affects inconsciemment, c'est dans notre nature. Le professionnel avisé par ces notions, peut les identifier et les observer. À lui de réaliser un travail d'introspection et de reprendre les observations faites. La remise en question est permanente. Face à divers individus avec diverses personnalités, ces notions sont indispensables à la connaissance du professionnel.

Le transfert est un concept de psychanalyse qui représente un déplacement d'affects d'une personne à l'autre.

La projection est le déplacement d'un mouvement psychique sur une personne. C'est un mécanisme de défense, un besoin de tout expliquer sur les pulsions, pensées que nous ne comprenons pas et que nous projetons donc sur quelqu'un d'autre.

Préparation du lieu de massage

Dans un local de 10m2 minimum et propre, créez votre ambiance :

- Tapis de sol (tatami ou coussin pour le masseur). Le travail au sol donne une grande liberté de manœuvre. Il amène également un sentiment de sécurité au client avec un ancrage réel à la terre et la possibilité pour lui de laisser son corps s'exprimer dans un lâcher prise, sans se sentir limité par une table.

- Table suffisamment large.

- Coussins (ventre, poitrine, tête, jambes, chevilles).

- Calme (éteindre téléphone et portable).

- Lumière douce.

- Chaleur constante (25°C).

- L'hiver, prévoir une couverture chaude (de préférence polaire).

- L'été, un paréo ou tissu léger.

- Encens ou diffuseur d'huiles essentielles.

- Musique douce.

- Huile végétale bio alimentaire (pépins de raisin, tournesol, huiles essentielles, etc.), talc ou crème en cas d'allergie aux huiles essentielles.

LES BIENFAITS DU MASSAGE : PLANS PSYCHOLOGIQUE ET PHYSIOLOGIQUE

Le massage peut nous fournir un moyen de neutraliser le flot incessant du travail et des pressions domestiques. Dans la vie quotidienne, il y a beaucoup trop de personnes ayant des douleurs et des courbatures journalières. Nous prenons conscience de nos tensions musculaires et des quantités d'énergies perverses absorbées par notre corps grâce au massage. Le massage peut ouvrir la voie de la découverte de soi, révélant ce que sont la paix intérieure et le plaisir d'un corps capable de respirer et de se mouvoir librement.

Sur le plan psychologique

Massage Californien

En ce qui concerne le Massage Californien, ce dernier a un pôle Ying. Cela signifie que ce massage est maternant, mais qu'il peut aussi être confrontant pour des personnes ayant été peu touchées. Il favorise les points suivants.

- Être à l'écoute de son corps.
- Meilleure conscience du schéma corporel.
- Meilleure présence dans la respiration.
- Optimise la relation à soi-même et aux autres.
- Retrouver la confiance en soi.
- Améliorer son rôle d'être acteur de sa vie.
- Apaise les tensions nerveuses.
- Meilleur équilibre psychique.
- Active les sens.
- Entretien du mieux-être.

Massage Suédois

En ce qui concerne le Massage Suédois, il agit sur les zones de tensions afin de favoriser un meilleur équilibre. Il accroît par le fait même la résistance aux maladies. Il favorise les points suivants.

• Développe la conscience de notre corps.

• Eveille le sens du toucher et aiguise les perceptions.

• Favorise la circulation de l'énergie.

• Accroît la conscience de ses émotions et favorise leur expression.

• Augmente l'estime de soi et la valorisation personnelle.

• Permet une meilleure gestion du stress.

• Développe la compréhension de soi-même et des autres.

• Contribue à l'ouverture d'esprit.

• Aide à la prise de conscience.

Sur le plan physiologique

Massage Californien

• Active la circulation sanguine et lymphatique.

• Mobilise les masses musculaires.

• Etire le muscle pour une meilleure irrigation.

• Améliore le système digestif d'assimilation et d'élimination.

• Améliore le sommeil.

• Permet de mieux respirer.

Massage Suédois

• Augmente l'amplitude des mouvements.

• Equilibre nerveux et psychique.

• Inhibe la douleur.

• Meilleure qualité de sommeil.

• Aide à l'optimisation de la respiration.

• Stimule la circulation sanguine et lymphatique.

• Equilibre le système digestif.

• Favorise une meilleure santé cutanée.

Les bienfaits du toucher

Le toucher représente une des formes de communication humaine les plus essentielles. La nature du toucher et notre façon de le déployer parle de notre héritage culturel, social et familial. Il n'est pas surprenant que dans une société au long héritage judéo-chrétien, cette forme d'expression, de bien-être et de sensations ait longtemps été mis sous silence…

La parole et le toucher

Le contact corporel touche directement notre histoire personnelle au plus profond. Le toucher participe d'une communication non-verbale en même temps qu'il interpelle notre intimité. Là où la psychanalyse valorise la parole comme élément crucial de développement de l'enfant, certains anthropologues soulignent que le toucher constitue une dimension vitale (tels que l'anthropologue et humaniste anglais Ashley Montagu : auteur de l'ouvrage La peau et le toucher grâce auquel il cherche à réhabiliter le toucher). Dans les 2 cas, il s'agit bien d'accueillir le bébé puis l'enfant, de réchauffer son corps et son âme et de lui donner les moyens de se construire de façon suffisamment sécure.

Culture et biologie du toucher

Il est reconnu que le toucher permet d'apaiser différentes formes d'angoisses et d'anxiété. Il peut exprimer le réconfort ou se faire le témoin de ressentis profonds. Sur un plan culturel, rares sont les expressions du toucher admises ou valorisées dans notre société. Mieux toléré dans les échanges féminins, ceux-ci sont quasi bannis des rapports entre hommes (encore souvent associés à des liens d'homosexualité). A un niveau biologique, il est démontré que le contact de deux épidermes provoque notamment des changements hormonaux (production de sérotonine et d'ocytocine, baisse de la production de cortisol) tout en stimulant le système parasympathique, générateur d'émotions positives.

Le toucher massage

Au-delà de l'aspect détente, récupération voire même prévention, le massage peut permettre une plus grande ouverture aux ressentis corporels et développer une conscience plus précise du corps. Que ce soit dans le cadre de l'ostéopathie ou de massages de bien être, le toucher peut éveiller des sensations émotionnelles ou psychiques qui sont autant d'occasions de nous révéler à nous-mêmes (elles touchent notre histoire, nos blessures et conflits somatisés...).

CONTRE-INDICATIONS

Il y a peu de contre-indications formelles à la pratique du Massage Bien-Être. Toutefois, selon la technique de Massage Bien-Être utilisée, certaines personnes ne peuvent être massées :

- Personnes présentant des problèmes cardiaques, d'asthme ou d'obésité, femmes enceintes durant les trois premiers mois et le dernier mois de grossesse (ne pas installer la personne sur le ventre).
- Personnes souffrant de cancers, maladies de la peau, fièvre, état grippal, etc., d'autant plus si la personne est sous antibiotiques (si traitement à long terme, favoriser l'avis du médecin).

MOUVEMENTS DE BASE : EFFLEURAGE, PETRISSAGE, PRESSION GLISSEE, TORSION, ETIREMENT, FRICTION, PERCUSSION ET PRESSION

En étant objectif, un massage complet du corps se compose d'un nombre raisonnable de manœuvres répétées sous différentes formes, différents sens ou angles en corrélation avec les besoins et les différentes parties du corps.
Ils se réalisent avec le ou les doigts, la main, l'avant-bras ou le coude en dosant la pression et en gardant un rythme pour que les mains passent d'une manœuvre à l'autre sans perdre le contact et permettre ainsi la fluidité de la séquence globale -> Le Massage Complet lui-même décomposé de plusieurs séquences. Il peut être apaisant, relaxant ou bien stimulant, dynamisant. Pour chaque manœuvre, le rythme, le sens et la pression déterminent les effets.

Effleurage : Glissement de la paume de la main et de la partie charnue des doigts sur la peau en la comprimant, sans jamais perdre le contact avec la surface à masser. C'est la technique de base du massage. L'effleurage est exécuté d'une façon lente, rythmée, à l'aide des deux mains ensembles (les mains doivent être plates, avec les doigts liés mais souples) avec un petit espace entre les pouces. Les sessions de massage sont souvent commencées et finies par cette technique. C'est également la meilleure méthode pour habituer le receveur au contact des mains du praticien sur son corps et sa peau. Il est important que les mains restent en contact avec la peau aussi longtemps que possible, lorsqu'elles se déplacent d'une partie à l'autre du corps. Si le praticien souhaite seulement employer une pression légère, il utilisera les paumes des mains ou le bout des doigts avec des mouvements de glissement légers, en travaillant loin du cœur. Les mouvements de glissement légers ont un effet de détente sur le système nerveux. Pour une pression accrue les articulations ou les pouces peuvent être utilisés dans un mouvement en direction du cœur. Une pression plus forte a un plus grand effet sur la circulation du sang et le système nerveux. L'effleurage ferme et rapide est employé pour stimuler le flux sanguin, améliorer la souplesse et chauffer les muscles. Il est souvent employé pour s'échauffer avant de participer à un sport. Permet de créer la relation de confiance. Favorise la prise de conscience du schéma corporel. Détend et relaxe. Active la circulation sanguine et lymphatique de surface.

Pétrissage : Manœuvre de massage consistant à palper fortement un muscle ou un groupe de muscles. Le pétrissage est exécuté avec la pulpe des pouces et des doigts et les paumes des mains. Il est idéal pour soulager les muscles douloureux ou tendus, en particulier les trapèzes entre le cou et les épaules. Les deux mains fonctionnent ensembles, dans un mouvement rythmé, alternativement, en prenant, pressant légèrement, et roulant le muscle tendu. Il est employé pour libérer la tension des muscles superficiels et profonds, et pour augmenter le flux sanguin dans la zone. L'action de malaxage devient assez profonde pour stimuler le système lymphatique et libérer l'accumulation d'acide lactique. Les athlètes ont souvent une accumulation d'acide lactique dans certains muscles, ce qui peut causer des crampes. Les mouvements de pétrissage sont particulièrement efficaces sur les muscles profonds tels que les épaules, les fesses, les hanches et les jambes.
Malaxer le muscle à pleine main en profondeur dans un mouvement alternatif. S'adresse aux masses musculaires importantes, épaules, flancs, cuisses. Elimine les toxines contenues dans les fibres musculaires. Active le métabolisme. Agit sur les tissus profonds. Décolle les différentes couches cutanées.

Friction : Technique de massage pratiquée avec un ou plusieurs doigts, et consistant à exercer des pressions plus ou moins fortes sur les masses musculaires ou les articulations, dans un but antalgique et afin d'améliorer la circulation locale. Le but de la friction est de briser l'adhérence entre les tissus et de détendre toutes les fibres musculaires contractées. Elle est souvent employée dans des thérapies de point de déclenchement, comme autour des épaules et le cou. La friction est réalisée avec la pulpe des pouces, jamais le bout. Un petit mouvement profond et circulaire, dans lequel la pulpe du pouce reste en contact avec le même secteur de la peau, est employé pour écraser le tissu contracté contre les tissus sous-jacents ou l'os. C'est la seule technique de massage qui peut causer une douleur (souvent décrite comme "douce agonie"). Une variante de cette technique est d'appuyer simplement avec la pulpe des pouces et des doigts plutôt que de masser en petits cercles (connu sous le nom de "pression"). La friction est souvent employée sur les danseurs et les athlètes qui éprouvent des problèmes de ligament ou de tendon, parce qu'elle stimule le flux sanguin et améliore également la souplesse des articulations. Cette méthode ne devrait pas être employée sur les parties du corps qui ont été blessées d'une quelconque manière, par exemple les ecchymoses. Détente nerveuse. Autre variante avec la main entière et les tranches de main (zone des lombaires par exemple).

Tapotement (ou percussion) : Manœuvre de massage effectuée au moyen de la main placée en forme de cuillère et qui frappe la surface de la peau. Le tapotement est dérivé du mot français tapoter qui signifie "tambouriner" (semblable aux doigts sur une surface). Un exemple typique est fait avec le bord de la main avec un mouvement rapide, comme si on voulait hacher (comme le karaté), bien que les mouvements ne soient pas forts. En fait la percussion couvre une variété de mouvements ("hachure ", "main en forme de cuillère ", "battement"…) qui stimulent la peau et les tissus légers et augmente le flux sanguin dans la zone travaillée. Ce type de massage est employé sur des zones comme les fesses, les cuisses, la taille ou les épaules où il y a une large surface de chair. Agit en profondeur, il permet de travailler sur les couches profondes sous la peau. Il y a différentes variantes dans cette famille.

La pression glissée : La position des mains peut être identique à celle de l'effleurage mais la pression est un peu plus soutenue.
Action plus profonde avec une pression plus appuyée et dirigée (la peau forme un bourrelet devant les mains). Favorise l'irrigation sanguine profonde des tissus. Détente musculaire. C'est un effleurage plus appuyé, il détend et favorise la circulation sanguine.

Pression : Les pressions peuvent être parfaitement statiques et peu appuyées pour traiter un point particulier, l'assouplir, le palper, faire passer les énergies.
On s'en sert aussi pour "marquer" psychologiquement ou énergétiquement le terrain sur lequel va s'appliquer le massage. La compression est un toucher par pression que l'on amène progressivement, lors de son application et qu'on réduit progressivement lors de son relâchement.
Dans le cadre d'un massage pratiqué au sol, toute la masse du masseur pourra être appliquée en tant que force d'appui.
Il n'y a pas de risque particulier puisque cette force est appliquée sur une surface assez grande représentée par la surface des mains plus ou moins ouvertes.
Il faudra néanmoins tenir compte de la morphologie de la personne que l'on masse comme de ses antécédents cliniques acquis lors d'un entretien préalable…
Sur table, il faudra peut-être que le masseur apporte un peu de sa force.

La torsion : Mouvement des deux mains en sens inverse. La torsion se fait perpendiculairement à l'axe du membre. Mobilisation des masses musculaires. Etirement du muscle pour une meilleure irrigation. Aide à éliminer les toxines et favorise la récupération musculaire.

L'étirement : Ouverture d'une zone du corps. Mouvement de coréen. Augmente la circulation. Facilite la respiration, relâche les tensions et apporte une détente profonde. Forme d'étirement très localisé des fascias et agissent simultanément sur le système nerveux. Ils entraînent un relâchement de la musculature, la levée des spasmes musculaires et empêchent la formation d'adhérences au niveau des muscles et des fascias.

LES CONTACTS ENERGETIQUES, NOTION DE POLARITES

Les polarités permettent de finaliser un massage par un soin énergétique.

Massé sur le dos – masseur sur le côté

(Aide pour se placer : la main gauche est toujours dirigée vers le cœur)

1. Polarité nuque – ventre
2. Polarité cœur – sommet de la tête (effleurer)
3. Polarité épaules – hanches opposées (vibration)

Masseur à la tête

1. Polarité des deux côtés du crâne, pouce et doigt de part et d'autre de l'oreille (calme le mental)
2. Youki sur les yeux mains coques

Masseur aux pieds

1. Polarité chevilles mains en arceau sous les malléoles
2. Polarité point plexus doigts majeurs.

Massé sur le ventre – masseur sur le côté

1. Polarité nuque – sacrum (sur l'axe)

Méthode : contact physique puis, quand le contact est plus léger, laisser les mains aller à distance et laisser le mouvement, s'il vient à la fin de chaque polarité, secouer mains et poignés. Terminer en croisant les mains depuis la tête cœur (se couper, nettoyer).

Tous les contacts énergétiques apportent une dimension énergétique de type « soin » à une séance de Massage Bien-Être. Sans rentrer ou sans prétendre à être un thérapeute en soin énergétique

TERMINER LA SEANCE

Ne jamais terminer la séance de manière précipitée. Toujours être animé par l'envie d'accompagnement, de guider autrui vers son propre apaisement.

À titre d'exemple, si vous terminez par la tête, prendre le temps soit pour des « Youki » en restant dans cette zone, ou bien des « Youki » en redessinant le schéma corporel de la personne, pour l'amener à redescendre dans son corps. Il est également possible d'aller directement aux pieds pour établir des points d'ancrage.

Inversement, lorsque vous terminez votre séance par les pieds, de manière analogue au paragraphe ci-dessus, vous pouvez rester aux pieds en prolongeant l'ancrage et lâcher progressivement le contact (on remarque souvent que le massé garde la sensation de votre contact même lorsque celui-ci est rompu...). Vous pouvez également remonter par des « Youki » dans le même but de redessiner le schéma corporel ou tout simplement aller à la tête boucher les oreilles (faire entendre le son de la mer ou établir un « Youki » au-dessus des yeux).

Dans les deux cas, vous recouvrirez la personne d'un drap, d'une serviette ou d'un paréo selon la saison. Lissez le corps dans un but de rassurer, de faire sentir votre présence dans la confiance.

Il est important de laisser un temps nécessaire à la personne après la séance. Ceci permet à la personne de prolonger les bienfaits, de ne pas sortir brusquement de cet instant précieux.

Respect, pudeur, non-jugement, disponibilité... EMPATHIE.

Restez ce que vous êtes.

CONSTRUCTION D'UNE SEANCE COMPLETE

Garder à l'esprit la présence et la fluidité de la séance. Petit rappel et surtout réflexes à adopter lorsqu'une face se termine. Ne jamais terminer de manière précipitée. Toujours être animé d'accompagnement, de guider autrui vers son propre apaisement.

A titre d'exemple, si vous terminez par la tête, prendre le temps soit par des « youki » en restant dans cette zone, ou bien des « youki » en redessinant le schéma corporel de la personne, pour l'amener à redescendre dans son corps. Il est également possible d'aller directement aux pieds établir des points d'ancrage.

Inversement, lorsque vous terminez votre séance par les pieds, de manière analogue au paragraphe ci-dessus... Vous pouvez rester aux pieds en prolongeant l'ancrage et lâcher progressivement le contact (on remarque souvent que le massé garde la sensation de votre contact même lorsque celui-ci est rompu...). Vous pouvez également remonter par des « youki » dans le même but de redessiner le schéma corporel. Ou tout simplement aller à la tête boucher les oreilles (faire entendre le son de la mer ou établir un « youki » au-dessus des yeux).

Dans les deux cas, vous recouvrerez la personne d'un drap, d'une serviette ou d'un paréo selon la saison. Lisser le corps dans un but de rassurer, de faire sentir notre présence dans la confiance.

Il est important de laisser un temps nécessaire à la personne après la séance.

Ceci permet à la personne de prolonger les bienfaits, de ne pas sortir brusquement de cet instant précieux.

Respect, pudeur, non jugement, disponibilité...EMPATHIE...

Restez ce que vous êtes. Recouvrez bien la personne.

Lorsque vous finissez une partie du corps, vous allez demander à votre client de se retourner. Il est vital d'avoir procédé aux impératifs décrits ci-dessus avant de procéder à cette phase de votre séance complète.

Une fois les polarités faites avec les contacts énergétiques et redessiné le schéma corporel, marquer un temps, centrez-vous, prenez le temps de faire quelques respirations pour permettre aussi à votre client la prolongation des bienfaits de cette première partie de séance qui se termine. Le but est de l'amener progressivement à poursuivre la séance sur l'autre face dans le respect de son être.

Lorsque vous vous êtes recentré, vous allez prendre la serviette ou la couverture pour effectuer cette étape. Vous allez murmurer à l'oreille « vous allez pouvoir vous retourner » sans être brusque et avec douceur. Prenez la serviette côté opposé, le massé sera découvert mais caché entre votre champ de vision et son intimité, tournez la tête afin de rassurez le client sur l'aspect de la pudeur et préserver l'aspect confiance dans votre séance. Une fois la personne retournée, la recouvrir délicatement.

Ne jamais oublier la présence, l'écoute, l'observation et votre cœur à l'ouvrage. Bien vérifier l'installation du massé.

LANGAGE EMOTIONNEL DU CORPS

Le sac à dos émotionnel

Tout ce qui ne s'exprime pas s'imprime. Ainsi, le corps va répertorier une multitude de lieux où les mémoires émotionnelles non exprimées ou non abouties vont se cristalliser et se marquer au fer rouge dans notre corps.

Le corps est une véritable caisse de résonnance de tout ce qui a été imprimé depuis la vie fœtale et ce qui existe en héritage de nos ancêtres et que l'on a dans nos cellules. Quand la vie nous met face à ces mémoires, le corps va réagir de manière démesurée.

Le dos

Les vertèbres font office de « fusibles ». De manière analogue au courant électrique, si la tension s'élève, les fusibles disjonctent. Une vertèbre contient une charge émotionnelle et une signification précise. Des lésions peuvent se manifester si la tension devient trop forte.

Voici les significations émotionnelles pour chaque vertèbre formant notre colonne vertébrale :

C1 = Excès de réflexion.
C2 = Ne pas se considérer.
C3 = Manque de personnalité.
C4 = Sentiment de culpabilité.
C5 = Manifester une expression.
C6 = Prendre ce qui ne nous concerne pas.
C7 = Peur de l'échec.
D1 = Perte d'un proche.
D2 = Manque d'oxygène, d'espace.
D3 = Sentiment d'injustice.
D4 = Peur de l'amour.
D5 = Insatisfaction.
D6 = Sentiment de rancune.
D7 = Lassitude, tensions familiales.
D8 = Pensée excessive de ne pas réussir.

D9 = Paranoïa.
D10 = Manque de repères.
D11 = Se sous-estimer.
D12 = Sentiment d'imperfection.
L1 = Manque de sécurité.
L2 = Blessure, affront.
L3 = Déloyauté.
L4 = Révulsion intime.
L5 = Tout porter.
Sacrum = Être dominé par.
Coccyx = Certitudes, convictions, foi.

<u>Autres significations émotionnelles du dos :</u>

- La peur du changement, de manquer d'argent ou du futur (lombaires).
- La rigidité, l'intransigeance (cervicales et raideur de nuque).
- Conflit avec l'autorité, tout prendre sur soi, « le fardeau » (épaules).

<u>Le fessier :</u> Ne pas s'autoriser à se reposer, se sentir inutile, se sentir obligé de stagner. Symbolique forte à l'activité car il est directeur de l'action de marcher.

<u>Le bassin :</u> En lien avec le rapport au pouvoir, peur de le perdre.

<u>Nerfs sciatiques :</u> Inquiétude liée à l'argent.

<u>Mollet :</u> Porter quelque chose ou quelqu'un de trop lourd.

<u>Pieds :</u> Conflit entre la direction et le mouvement que je prends. Difficulté à aller vers un but.

De manière générale, la face postérieure du corps représente notre bouclier. En référence à la position du fœtus, c'est la partie postérieure qui est mise en avant afin de protéger la partie antérieure. A l'image des hérissons, ou encore des tortues, nous pouvons définir toute cette partie comme étant symboliquement notre bouclier. C'est le dos qui est principalement lié à cette symbolique. Il représente le soutien et la charpente de notre corps.

Les principaux segments d'armures caractérielles :

En répondant naturellement à la douleur ou au danger, nous avons tendance à nous rigidifier ou même à se paralyser certaines parties du corps.

L'armure (une bande de tissu sur-contracté ou sur-ramolli) est une sorte de réponse réflexe qui prend forme lorsque nous anticipons un danger qui n'est pas vraiment présent. On peut voir l'armure comme un segment à la fois physique, émotif et mental encerclant le corps et bloquant toute flexibilité et tout mouvement spontané.

Les 7 principaux segments, ou bandes d'armure :

1) Le segment oculaire est une défense qui va prendre la forme d'une contraction, d'une raideur ou d'une immobilité autour du cuir chevelu, du front, des paupières, des yeux ou des glandes lacrymales. Il se manifeste la plupart du temps par un « masque » figé sans expression.

2) Le segment oral comprend habituellement les lèvres, le menton et la gorge et il empêche la manifestation des besoins tels que sucer, mordre, crier.

3) Le segment du cou peut retenir une colère qu'on ne veut pas s'avouer ou des sentiments qu'on préfère ravaler.

4) Le segment thoracique peut être rigide, comme lorsque les épaules sont tirées vers l'arrière dans une volonté de contrôle, ou écrasées, comme une tristesse ou une faiblesse chronique.

5) Le segment diaphragmatique encercle l'estomac, le pancréas, le foie, les reins et réprime l'expression de sentiments viscéraux comme le dégoût et la peur de la mort.

6) Le segment abdominal coupe souvent le corps en deux en empêchant le cœur et la tête de se brancher sur l'énergie du bassin.

7) Le segment pelvien se divise en deux parties : Le bassin, où cachent les frustrations et les désirs sexuels les plus profonds d'une part ; Les jambes, qui supportent nos insécurités et nos manques de stabilités d'autre part.

La face antérieure du corps correspond à la zone plus vulnérable. Nous avons vu que la face postérieure représente symboliquement notre armure, notre bouclier (référence à la position fœtale, ou encore au hérisson). En Médecine chinoise, la face postérieure représente le côté yang tandis que la face antérieure représente le côté yin.

En allant du bas vers le haut, nous pouvons parcourir nos symboliques dans notre vie à travers notre croissance, notre évolution, notre vieillissement.
Les pieds représentent notre plus tendre vie de nourrisson jusqu'à notre apprentissage de la marche. Les jambes jusqu'au-dessus des genoux correspondent à notre enfance jusqu'à la préadolescence. Le haut des cuisses en englobant le bassin correspondent à l'adolescente. Découverte de la sexualité, période où on se chercher dans notre identité, opposition aux parents dans certains points. En remontant jusqu'aux épaules, c'est la construction de notre personne en tant qu'adulte, on se construit. Les épaules correspondent aux responsabilités, notre vie pleine en tant qu'adulte et bâtisseur de sa vie.

Symboliquement le côté gauche du corps correspond au futur, à la polarité féminine. Elle concerne toute la sphère émotionnelle et affective. Le côté droit correspond au présent, à la polarité masculine, la logique et le rationnel.

La colère est associée au Foie. La tristesse est associée aux Poumons. L'inquiétude est associée à l'Estomac. Le stress est associé au Cœur. La peur est associée aux Reins. L'anxiété est associée au Pancréas. La réflexion excessive est associée à la Rate.

Notre ventre correspond à notre second cerveau. C'est le cerveau du corps. En lien avec l'émotionnel.

Symboliques de la main au cours de l'Histoire au travers de civilisation :

La main fait partie de notre vie quotidienne à travers les actions. Elle fait partie du langage courant. On note ces expressions comme « haut les mains », « s'en laver les mains », « avoir le cœur sur la main » ... L'Homme se sert de la main pour ponctuer ses paroles, montrant ainsi l'importance qu'on lui accorde.

Par la variété de ses fonctions, la main est souvent considérée comme un symbole.
Les Romains l'ont utilisé dans leurs symboles mathématiques : les nombres ordinaux, I, II, III, ... proviennent de l'usage de la main pour indiquer les trois premiers chiffres. Le chiffre « 5 » est la stylisation de la main ouverte. Il en va aussi des chiffres chinois Yi, Er, San, ... qui s'écrivent en idéogramme représentant les doigts de la main.

La main est souvent associée, dans différentes cultures, à la puissance et à la royauté. En Hébreu, le même mot (iad) signifie main et puissance (bénéfique ou maléfique).

La civilisation celtique associe la signification de la main droite et du bras droit à la volonté magique du bien, celle de la main gauche et du bras gauche à la volonté magique du mal.
Les sciences ésotériques et populaires ont toujours attribué à la main des pouvoirs particuliers.
La Kabbale fait correspondre à la main le chiffre 10, qui indique l'unité au niveau de la tête ; les mains jointes reconstituent cette unité de par leurs dix doigts, et chaque doigt est un outil de connaissance.

Certains peuples d'Afrique du Nord ont l'habitude de décorer les mains à l'occasion des rites du mariage, pour en prouver l'importance absolue.
Dans l'Antiquité, la chiromancie (du grec kheir, kheiros « main », et mantéia « divination ») était étroitement liée aux pratiques magiques.

Souvent, la main est considérée comme un instrument de guérison. De toutes les manières, elle prodigue des bienfaits illimités au travers du massage. La main est aussi l'instrument d'union et d'accompagnement. Enfin, sur le plan énergétique (médecine traditionnelle chinoise au travers du Qi Gong), la main est le réceptacle des énergies.

MASSAGE BIEN-ÊTRE ET AROMATHERAPIE

Définition

L'aromathérapie est une branche de la phytothérapie qui utilise les huiles essentielles dans un but thérapeutique.
C'est l'ensemble des techniques utilisant les huiles essentielles dans le but d'optimiser la santé, l'équilibre et le bien-être.
Notion d'entretien du mieux-être dans sa globalité.

Comprendre leur fonctionnement

Les huiles essentielles vont avoir une action première par leurs odeurs. Il faut savoir que les molécules aromatiques sont volatiles. Elles se dissolvent dans le mucus du nez. Les fibres nerveuses servant d'intermédiaire, elles traversent l'os ethmoïde et le palais pour atteindre la cavité crânienne. Ces molécules aromatiques laissent une empreinte sous forme d'image lors du passage de l'os ethmoïde (os appartenant à la base de la boîte crânienne). Le corps va ainsi garder en mémoire cette image.

Dans la cavité crânienne, les fibres nerveuses se rejoignent et forment les bulbes et voies olfactives qui transmettent les signaux aux lobes du cerveau de manière directe.
Ces signaux sont reçus par le cerveau émotionnel (le cerveau limbique reptilien, siège des émotions et de la mémoire émotionnelle).

Notre mémoire sensorielle se rattache au souvenir lié à l'odeur enregistrée, compare et donne une réponse (bon ou mauvais). Ainsi, si un évènement agréable est rattaché à ce « message olfactif », une odeur neutre, quelconque ou même désagréable pourra procurer un sentiment de plaisir et inversement. Le message cérébral est ensuite transféré par les voies nerveuses et hormonales vers les grands mécanismes de régulation organiques.

L'expérience sensorielle du toucher doit parcourir un chemin plus long à travers le système nerveux avant d'être enregistrée. Il en est de même pour l'ouïe, la vue et le goût. Les nerfs olfactifs étant directement rattachés aux centres supérieurs du cerveau alors que pour les autres sens, les informations passent par les centres de triage et de décodage du thalamus afin d'être orientées vers diverses régions du cerveau.

Les huiles essentielles sont lipophiles (affinité avec les graisses). Elles pénètrent donc facilement dans les différentes couches cutanées. Ensuite elles se diffusent dans la microcirculation périphérique puis dans la circulation sanguine générale pour y effectuer leur action thérapeutique.

Les principales propriétés :

Plan physique : Un nombre important d'huiles essentielles sont antiseptiques (contre la prolifération des microbes et les neutralisent) et anti-infectieuses (antivirales, antimycosique, antibactérienne).

Stimulation et rééquilibrage des fonctions (désintoxication en stimulant l'évacuation des déchets : foie vésicule biliaire, peau, cœur, rein, articulations, appareil respiratoire, pancréas…).

Renforce et équilibre le terrain par régulation des systèmes hormonal et nerveux dont dépendent toutes les fonctions vitales.

Plan énergétique : Les huiles essentielles sont des concentrés d'énergie et de soleil. Elles régénèrent notre corps en énergie jusqu'aux cellules. Elles nous protègent, nous purifient, et nous préparent à une épreuve.

Plan psychologique : Nous y revenons, le système olfactif est en lien direct avec la partie supérieure du cerveau, au milieu du système limbique (mémoire émotionnelle). Les odeurs ont un grand effet sur les émotions. Elles nous permettent de changer nos ancrages émotionnels en agissant avant que le mental puisse prendre le contrôle. Aide précieuse lors de période difficile : ménopause, deuils, conflits, puberté…

Le Praticien en Massage Bien-Être et les huiles essentielles

Le Praticien en Massage Bien-Être doit méticuleusement sélectionner les huiles essentielles sur des critères qualitatifs. L'aromathérapie doit son efficacité à la qualité des huiles essentielles. Le Praticien ne doit prendre aucun risque.

Les huiles essentielles doivent être impérativement 100% pures et 100% naturelles.

Ce sont des produits précieux. Il faut savoir que certains producteurs sont tentés de jouer sur la qualité pour des raisons de rendement et de profit. Le Praticien doit veiller à se servir uniquement d'huiles non falsifiées.

La qualité d'une huile essentielle vient aussi de la qualité du processus d'extraction. Les méthodes doivent répondre aux critères de qualités bien précises et spécifiques.

Le Praticien dans son choix

1) Garantie sur la plante : Espèce botanique (inscription de son nom en latin).

Chémotype : race chimique (notion importante en aromathérapie, c'est la qualité). Correspond à la signature de l'huile essentielle, le principe actif que l'on recherche pour ses effets thérapeutiques. Cette précision permet de définir la ou les molécule(s) biochimiquement active(s).

Exemple : Dans l'eucalyptus globulus, c'est l'eucalyptol qui est recherché pour le traitement des affections respiratoires. Pour être de bonne qualité, une huile essentielle d'eucalyptus globulus doit contenir à peu près 60% d'eucalyptol (autres termes de l'eucalyptol : 1,8 cinéole ; cinéole).

2) Garantie sur l'huile : 100% pure (sans coupage, mixage, panachage).

Naturelle (sans produits chimiques : additifs, solvants, parfum...).

3) Garantie sur l'extraction : Distillation lente à la vapeur d'eau, sans solvants.

Les propriétés spécifiques :

L'action des plantes se résume ainsi : les racines agissent sur le système nerveux, les graines et fleurs sur le système digestif total et les feuilles sur la respiration et le cœur. D'où l'intérêt de connaître la partie de la plante utilisée pour être plus efficace.

Savoir lire l'étiquette d'un flacon :

Les flacons des huiles essentielles que vous achetez doit avant tout mentionner l'espèce botanique exacte de la plante distillée, sous son nom latin.

1) La famille : Catégorie qui rassemble un groupe de genres apparentés (exemple : Myrtacées). A titre informatif, la famille des Myrtacées regroupe des plantes dicotylédones (une plante dicotylédone est une plante angiosperme). Elle regroupe trois mille espèces d'arbres et d'arbustes.

2) Le Genre : Catégorie qui rassemble un groupe d'espèces à caractéristiques très proches (exemple : eucalyptus). Les eucalyptus forment un groupe riche d'arbres du genre Eucalyptus, famille des Myrtacées.

3) L'espèce : Catégorie qui englobe des plantes très proches avec des caractéristiques bien spécifique (exemple : radiata, globulus).

4) L'épithète qualificative : Exemple : vera, spica, hybrida
5) o.p. – l'organe reproducteur : Il doit être mentionné, car si certaines espèces sont distillées en « plante entière » comme la menthe poivrée (mentha piperita), d'autres produisent plusieurs huiles essentielles différentes selon l'organe distillé.

Massage et huiles essentielles :

Outre le soulagement de la tension physique et l'amélioration de la circulation sanguine, le but du massage est d'introduire des essences dans l'organisme pour qu'elles puissent commencer leur action. Les essences sont combinées différemment selon les besoins du client. Elles pénètrent par la peau et mettent six à huit heures pour être complètement absorbées. Il est conseillé d'éviter de prendre une douche après un massage aux huiles essentielles afin d'en tirer les bénéfices. Les huiles essentielles doivent être diluées avant leur application cutanée. Ces huiles essentielles sous forme concentrée provoqueraient une réaction. Ces huiles essentielles sont toujours incorporées dans une huile support, une huile de base.

Dosage des huiles pour le massage :

Pour utiliser les huiles essentielles sur une partie du corps seulement (dos, jambes...), on dilue entre 5 et 20% d'huile essentielle dans l'huile végétale.

Pour un massage global, on dilue de 3 à 5%. Pour les enfants il est de 1%.

Pour 25 ml d'huile végétale il faut entre 6 et 12 gouttes d'huile essentielle.

On peut mélanger plusieurs huiles essentielles pour profiter de leur synergie.

Répartition des gouttes selon les règles des **« Notes »** : 5 gouttes d'une Note Haute, 3 gouttes d'une Note Médiane, 1 goutte d'une Note de Fond.

Les Notes : haute, médiane et basse

Les notes correspondent au temps d'évaporation de chaque huile. Il y a des huiles qui s'évaporent plus rapidement que d'autres (nommées « Haute ») et celles qui s'évaporent plus lentement (nommées « Basse »). Entre les deux il y a des huiles qui s'évaporent à des vitesses différentes (nommées « Médiane »).

Les huiles qui s'évaporent le plus rapidement sont l'eucalyptus et l'orange. Celles qui s'évaporent le plus lentement sont le patchouli et le bois santal. Entre ces deux extrêmes, il y a des huiles qui s'évaporent à des vitesses différentes.

Note haute : les plus légères qui s'évaporent rapidement, durée évaporation et effet 24 heures.
Note médiane : entre les deux, durée évaporation et effet 4 jours.
Note basse : les plus fortes, qui s'évaporent lentement, durée évaporation et effet 7 jours.

Le Praticien en Massage Bien-Être peut effectuer des mélanges selon le client.

Les huiles à note haute sont les plus volatiles et sont principalement tonifiantes. Elles sont efficaces pour des personnes déprimées qui ont perdu un intérêt dans la vie.

Les huiles à note médiane sont le plus souvent utilisées et concernent généralement la plupart des épices et des herbes. Elles ont un effet sur les fonctions métaboliques et digestives.

Les huiles à note basse concernent la plupart des résines et des bois. Elles sont réputées pour leurs bienfaits sur les muqueuses.

Note Haute	**Note Médiane**	**Note Basse**
Basilic	Camomille	Bois de cèdre
Bergamote	Géranium	Bois de santal
Citron	Genévrier	Cyprès
Eucalyptus	Lavande	Encens
Gingembre	Marjolaine	Jasmin
Orange douce	Pin Sylvestre	Néroli
Niaouli	Romarin	Patchouli
Menthe Poivrée	Thym	Rose
Pamplemousse	Tea-tree	Ylang-Ylang
Ravensare		
Sauge sclarée		

Quelques familles botaniques :

Famille Botanique	**Plante**
Lamiacées ou Labiées	Lavande, thym, sarriette, sauge, menthe
Ombellifères	Cumin, carvis, anis verts, fenouil, aneth
Myrtacées	Eucalyptus, niaouli, girofle, tea tree, girofle
Abiétacées ou Conifères	Pin, cèdre, cade, épinette
Rutacées (agrume)	Citron, orange, bergamote, pamplemousse, mandarine
Lauracées	Cannelle, laurier, ravensare, bois de rose

Astéracées	Camomille, estragon, armoise
Apiacées	Anis, carotte, céleris, coriandre
Poacées ou Graminées	Citronnelles, palmarosa, vétivers
Cupressacées	Genévrier, cyprès

Basilic

Nom Latin : Ocimum Basilicum

Famille botanique : Lamiacées

Note : Haute

Chémotype : Méthylchavicol (estragol)

Origine : Nombreuses variétés issues d'Asie et dans les îles du pacifique. Mais l'huile essentielle vient d'Afrique du nord, la France, Chypre et les Seychelles.

Propriétés : Analgésique, antidépresseur, antispasmodique, antivenimeuse, emménagogue, tonique.

Contre-indications : Grossesse, peut irriter les peaux sensibles.

Action : Tonifie le système nerveux, améliore la concentration, remonte le moral, maux de tête, antiallergique, congestion des sinus, asthme, bronchite, nausée, vomissements, hoquet, piqûres d'insectes, stimule la circulation sanguine, acné, peau congestionnée.

Associations : Bergamote, Sauge Sclarée, Géranium, Lavande, Néroli, Bois de Santal.

Bergamote :

Nom Latin : Citrus bergamia

Famille Botanique : Rutacées

Note : Haute

Chémotype : Acétate de linalyle 50%

Origines : L'arbre vient d'Italie.

Propriétés : Antidépresseur, antiseptique, déodorante, expectorante, insecticide.

Contre-indications : Photo sensibilisante, éviter le soleil après application.

Action : Anxiété, dépression (tonifie esprit), tension nerveuse, cystite, infections urinaires, problèmes digestifs, parasite intestinal, infections des voies respiratoires, herpès.

Associations : Camomille, coriandre, cyprès, eucalyptus, géranium, jasmin, lavande, citron, néroli, patchouli, ylang-ylang.

Bois de Cèdre :

Nom Latin : Juniperus virginiana (rouge) / Cedrus atlantica (blanc)

Famille Botanique : Cupressaceae / pinaceae

Note : Basse

Chémotype : Sesquiterpène 80% ; cétones 4%.

Origines : Le Cedrus Atlantica pousse dans les montagnes de l'Atlas, au Liban et en Himalaya dès 1300 m. Le Juniperus Virginiana pousse en Amérique du nord.

Propriétés : Lipolytique (détruit les graisses), tonique lymphatique, stimulante circulatoire, antiseptique, astringente, diurétique, fongicide.

Contre-indications : Grossesse, peut irriter les peaux sensibles. JAMAIS PAR VOIE ORALE

Action : Anxiété, dépression (fortifie esprit, apport énergie), tension nerveuse, manque de courage, tonifie organisme, stimule les défenses naturelles, cicatrisant, mycoses, psoriasis, plaies, bouton d'herpès, éruption cutanée, stimulante circulatoire, rétention d'eau, bronchites, toux grasses, excès de muqueuses, cystite, insectifuge.

Associations : Bergamote, citron, cyprès, encens, genévrier, lavande, patchouli, romarin, rose.

Bois de Santal :

Nom Latin : Santalum album.

Famille Botanique : Santalaceae.

Note : Basse.

Chémotype : Alchols terpéniques 80%.

Origines : Inde.

Propriétés : Antiseptique, antispasmodique, aphrodisiaque, diurétique, expectorante.

Contre-indications : Certaines formes de dépression, parfum peut persister sur les vêtements.

Action : Anxiété, tension nerveuse, obsession, deuil, cystite, frigidité, sécheresse vaginale, toux sèche, bronchite, diarrhées (astringent), eczéma, peau sèche, acné, points noirs.

Associations : Basilic, poivre noir, cyprès, encens, géranium, jasmin, lavande, citron, rose, ylan-ylang.

Camomille :

Nom Latin : Chamaemelum nobile

Famille Botanique : Astéracées

Note : Médiane

Chémotype : Esters 75-80% ; Alcool terpéniques 6%, Cétones terpéniques 13%

Origines : Culture en France, Maroc et Allemagne.

Propriétés : Analgésique, antiallergique, antispasmodique, antiseptique, favorise digestion, tonique.

Contre-indications : Premiers mois de grossesse.

Action : Anxiété, tension, colère, boulimie, insomnie, douleurs musculaires, céphalées, dentalgie, colites, gastralgie, problème urinaire, syndrome prémenstruel.

Associations : Bergamote, géranium, jasmin, lavande, citron, marjolaine, patchouli, rose, ylang-ylang.

Citron :

Nom Latin : Citrus Limonum.

Famille Botanique : Rutacées.

Note : Haute.

Chémotype : Terpènes >70%.

Origines : Arbre issu de l'Inde, on le trouve aussi en Europe du Sud, Floride et Californie.

Propriétés : Antiseptique, antimicrobien, anti vomitif, diurétique, hypotenseur, laxatif, tonique.

Contre-indications : Peut irriter peaux sensibles, photo sensibilisante.

Action : Rafraîchissant, aide circulation sanguine, stimule et redonne énergie nerveuse, hypertension, anémie, nausées (grossesse, mal des transports), maux de gorge, rhume, grippe, fièvre, problème digestif, constipation, cellulite.

Associations : Camomille, eucalyptus, encens, lavande, néroli, bois de santal, ylang-ylang.

Cyprès :

Nom Latin : Cupressus sempervirens

Famille Botanique : Cupressacées

Note : Basse

Chémotype : Terpènes 85% ; Sesquiterpènes 4% ; Esters 3%.

Origines : Autour de la méditerranée. Bois qui ne pourrit pas facilement (son nom « sempervirens » : vivre éternellement).

Propriétés : Antiseptique, antispasmodique, astringent, déodorant, sédatif, vasoconstricteur, tonique, antirhumatismal.

Contre-indications : Grossesse.

Action : Excès de fluides (œdèmes, saignement du nez, transpiration), colère, décongestionnant veineux, tension prémenstruelle, ménopause, règles douloureuses, bronchite, toux, asthme, crampes musculaires, rhumatisme.

Associations : Bergamote, bois de santal, citron, lavande, orange, pin, romarin, sauge sclarée.

Eucalyptus :

Nom Latin : Eucalyptus globulus.

Famille Botanique : Myrtacées.

Note : Haute.

Chémotype : 1,8 cinéole 70-75% ; Terpènes à peu près 20% ; Monoterpénols 3%.

Origines : Australie

Propriétés : Analgésique, antiseptique, antispasmodique, antiviral, cicatrisant, expectorant, hypoglycémiant, stimulant.

Contre-indications : Hypertension artérielle, épilepsie.

Action : Clarifie esprit, aide à la concentration, renforce système nerveux, trouble respiratoire, grippe, sinusite, fièvre, infection urinaire, diabète.

Associations : coriandre, lavande, genévrier, citron, lavande, pin, thym, mélisse.

Encens :

Nom Latin : Boswellia Carteri.

Famille Botanique : Burséracées.

Note : Basse.

Chémotype : Monterpènes 40%.

Origines : Chine, Ethiopie, Iran.

Propriétés : Antiseptique, astringent, cicatrisant, diurétique, sédatif.

Contre-indications : Aucune

Action : Calme esprit, trouble respiratoire (mucosités et poumons), rhume, stimule immunité, digestion compliquée, dyspepsie, éructation, dépression, renforce activité neuronale, acné, peau ulcérée.

Associations : Basilic, géranium, pamplemousse, lavande, orange, mélisse, patchouli, pin, bois de santal.

Genévrier :

Nom Latin : Juniperus Communis.

Famille Botanique : Cupressacées.

Note : Médiane.

Chémotype : Terpènes 50% ; Sesquiterpènes 27% ; Monoterpénols 3%.

Origines : Régions tempérées et froides.

Propriétés : Antalgique, antispasmodique, anti-inflammatoire, antiseptique, digestif.

Contre-indications : Emménagogue, à éviter pendant grossesse.

Action : Apaisant, calmant, rééquilibrant, peau grasse, acné, fongicide, stimule la circulation, veino-tonique, désintoxiquant, dépurative (artériosclérose, goutte, rhumatisme, tension musculaire), anti-inflammatoire, diurétique (troubles rénaux, vésicaux, œdèmes, rétention d'eau).

Associations : Bergamote, bois de santal, cyprès, géranium, orange, pamplemousse, romarin.

Géranium :

Nom Latin : Pelargonium Odorantissimum.

Famille Botanique : Géraniacées.

Note : Médiane.

Chémotype : Monoterpénols 40-45% ; Esters 20% ; Sesquiterpènes 10% ; Cétones 8%.

Origines : France, Maroc, Réunion, Egypte, Italie, Espagne.

Propriétés : Analgésique, antidépresseur, anticoagulant, antiseptique, cicatrisant, astringent, hypoglycémiant.

Contre-indications : Grossesse (régule système hormonal), irrite les peaux sensibles.

Action : Dépression, anxiété, tonifie esprit, stress, tension prémenstruelle, ménopause, sécheresse vaginale, problème circulatoire, herpès, pâleur peu (renforcement du sang), eczéma.

Associations : Basilic, bergamote, cèdre, sauge sclarée, jasmin, pamplemousse, rose, romarin, bois de santal, orange, lavande.

Gingembre :

Nom Latin : Zingiber officinale

Famille Botanique : Zingibéracées

Note : Basse

Chémotype : Monoterpènes à peu près 18% ; Sesquiterpènes dont Zingibérène + 30%

Origines : Asie

Propriétés : Antalgique, expectorant, tonique digestive, stomachique, laxative légère, tonique sexuel, antispasmodique.

Contre-indications : Peut irriter peaux sensibles.

Action : Stabilise système nerveux, apport énergie et chaleur, symptômes fatigue psychique et physique, moral, force d'esprit, faiblesse gastro-intestinale, arthrite, arthrose, rhumatisme, fatigue musculaire, toux, bronchite, sinusite, aide le corps à transpirer si fièvre.

Associations : Citron, eucalyptus, encens, géranium, orange, romarin.

Jasmin :

Nom Latin : Jasminum Grandiflorum

Famille Botanique : Jasminaceae

Note : Basse

Chémotype : Esters terpéniques à peu près 23% ; Cétones terpéniques 3% ; Alcools 30%.

Origines : Iran, Nord de l'Inde, Maroc, Algérie, Italie, Egypte.

Propriétés : Antidépresseur, antiseptique, antispasmodique, aphrodisiaque.

Contre-indications : Grossesse

Action : Dépression, apaise angoisse, confiance en soi, peut accélérer accouchement (renforce contractions), impuissance.

Associations : Bergamote, bois de santal, encens, géranium, orange, néroli.

Lavande :

Nom Latin : Lavendula Officinalis.

Famille Botanique : Lamiacées.

Note : Médiane.

Chémotype : Terpènes 6% ; Esters 45% ; Monoterpénols 35%.

Origines : Méditerrannée.

Propriétés : Analgésique, anticonvulsif, antidépresseur, antiviral, cicatrisant, détoxiquant, fongicide, sédatif.

Contre-indications : Hypotension, début grossesse.

Action : Palpations cardiaques, insomnie, équilibre système nerveux central, syndromes maniaque dépressif, spasmes musculaires, rhumatismes, troubles (respiratoire, gynécologique), leucorrhées, nausées, gastralgie, colites, flatulences.

Associations : Bergamote, camomille, citronnelle, sauge sclarée, jasmin, citron, mandarine, patchouli, orange, thym, romarin, pin.

Marjolaine :

Nom Latin : Origanum Marjorana.

Famille Botanique : Lamiacées.

Note : Médiane.

Chémotype : Monoterpènes 40% ; Monoterpénols 50%.

Origines : Lybie, Egypte, Sud de la France.

Propriétés : Analgésique, emménagogue, laxative, sédative, digestive, antiseptique.

Contre-indications : Grossesse.

Action : Apaise système nerveux, stress, anxiété, deuil, hyperactivité, douleurs (musculaires : post effort), rhumatisme, hypertension, maux de tête, migraine, insomnie, digestion difficile, mal de mer, asthme, sinusite, bronchite, rhino-pharyngite, régule cycle menstruel, douleurs règles.

Associations : Camomille, bergamote, cyprès, romarin, lavande, ylang-ylang.

Menthe Poivrée :

Nom Latin : Mentha Piperita.

Famille Botanique : Lamiacées.

Note : Haute.

Chémotype : Monoterpénols 45% ; Cétones 10-15% ; 1,8 Cinéole 7% ; Esters 4% ; Terpènes 8%.

Origines : Europe, Japon et Etats-Unis.

Propriétés : Analgésique, anesthésique, astringent, antiseptique, expectorant, fait transpirer.

Contre-indications : Irrite peaux sensibles et muqueuses, yeux, grossesse, allaitement (réduit les montées de lait).

Action : Rafraîchissant, hystérie, concentration, fatigue mentale, dépression, fièvres, problème respiratoire, vomissement, indigestion, diarrhées, constipation, mal des transports, vertiges, anémie, migraines, menstruations peu abondante, dermatose, prurit, inflammation, coups de soleil.

Associations : Cyprès, cèdre, mandarine, lavande, romarin, pin, marjolaine.

Niaouli :

Nom Latin : Melaleuca Quinquenervica CT cinéole.

Famille Botanique : Myrtacées.

Note : Haute.

Chémotype : 1,8 Cinéole 55-65% ; Terpènes à peu près 20% ; Monoterpénols 8% ; Sesquiterpénols 5%.

Origines : Australie, Nouvelle-Calédonie.

Propriétés : Puissant Antiseptique et antiviral, antibactérien, fongicide, décongestionnant, expectorant, anti catarrhale.

Contre-indications : Grossesse.

Action : Infection respiratoire catarrhale bactérienne ou virale (encombrement bronchique, rhume, sinusite, pharyngite), renforce et active système immunitaire, grippe, fièvre, plaies, psoriasis, acnés, herpès buccal, asthme, laryngite, toux grasse, radioprotection, vieillissement peau, décongestionnant veineux et artériel.

Associations : Genévrier, orange, citron, lavande, pin sylvestre, menthe poivrée, romarin.

Néroli :

Nom Latin : Citrus aurantium.

Famille Botanique : Rutacées.

Note : Basse.

Chémotype : Monoterpènes 35% ; Alcools 40% ; Sesquiterpènes 6% ; Aldéhydes (traces).

Origines : Source Chine ; Production France, Portugal, Italie, Maroc.

Propriétés : Antidépresseur, antiseptique, antispasmodique, aphrodisiaque, sédatif, digestif.

Contre-indications : Problèmes de concentration.

Action : Dépression chronique, stress, chocs émotionnels, insomnie, calme système lymphatique, céphalées, vertiges, palpitations, impuissance, frigidité, syndrome prémenstruel, colite, diarrhée, peau mal nourrie, radiothérapie.

Associations : Bergamote, géranium, jasmin, lavande, orange, citron, bois de santal, ylang-ylang, palmarosa, rose, romarin, coriandre.

Orange Douce :

Nom Latin : Citrus Sinensis.

Famille Botanique : Rutacées (ou Aurantiées).

Note : Haute.

Chémotype : Terpènes 70%.

Origines : Chine, Inde, Méditerranée, Israël, Amérique.

Propriétés : Stomachique, sédatif, antispasmodique, antidépresseur, antiseptique, astringent.

Contre-indications : Peut irriter la peau, risque de photosensibilisation (pas avant une exposition au soleil).

Action : Rafraîchissant, dépression, surmenage, confiance en soi, énervement, favorise sommeil, calme digestion, anxiété, nervosité, agitation, aide circulation lymphatique, désintoxiquant cutané.

Associations : Encens, rose, lavande, néroli, jasmin, géranium, cyprès, genévrier.

Pamplemousse :

Nom Latin : Citrus Paradisi.

Famille Botanique : Rataceae.

Note : Haute.

Chémotype : Terpènes 90% ; Esters et Monoterpénols (traces).

Origines : Israël, Brésil et Etats-Unis.

Propriétés : Diurétique, stimulant, antiseptique, antidépresseur.

Contre-indications : Peau sensible et exposition prolongée au soleil après traitement.

Action : Obésité, rétention d'eau, cellulite, acné, peau grasse, fatigue, céphalées, antiseptique aérien, régule système nerveux.

Associations : Basilic, encens, cèdre, camomille géranium, jasmin, lavande, rose, bois de rose, ylang-ylang, bergamote.

Patchouli :

Nom Latin : Pogostemon Patchouli.

Famille Botanique : Labiatae.

Note : Basse.

Chémotype : Sesquiterpènes 40-45% ; Sesquiterpénols 35-40%.

Origines : Inde, Malaisie, Birmanie, Paraguay.

Propriétés : Antiseptique, aphrodisiaque, astringent, sédatif, tonique, antidépresseur.

Contre-indications : Sédatif à faible dose ; Tonique sur des doses plus fortes ; Peut causer perte d'appétit.

Action : Esprit obstrué, diarrhées, obésité, peau sèche, eczéma, acné.

Associations : Sauge sclarée, bergamote, encens, géranium, gingembre, lavande, pin, rose, bois de rose, bois de santal.

Pin Sylvestre :

Nom Latin : Pinus Sylvestris.

Famille Botanique : Abiétacées.

Note : Médiane.

Chémotype : Monoterpènes à peu près 80% ; Esters jusqu'à 10%.

Origines : Europe Nord, Scandinavie, Russie.

Propriétés : Antiseptique, stimulant, désinfectant, diurétique, décongestionnant, déodorant.

Contre-indications : Peaux sensibles.

Action : Fatigué générale (surtout mentale), laryngite, grippe, sinus, cystite, prostate, eczéma, psoriasis, goutte, sciatique, arthrite, douleurs musculaires, leucorrhée, poux, bronchite.

Associations : Cyprès, lavande, thym, tea tree, euvalyptus, romarin.

Ravensare :

Nom Latin : Ravensara Aromatica.

Famille Botanique : Lauracées.

Note : Haute.

Chémotype : 1,8 Cinéole 55-60% ; Terpènes 20% ; Monoterpénols 10% ; Sesquiterpènes 3%.

Origines : Madagascar.

Propriétés : Antibactérien, anti inflammatoire, antifongique, antiviral, antalgique, détoxiquant, renforce système immunitaire, anti infectieux (voies respiratoires), rééquilibre système nerveux.

Contre-indications : Grossesse, allaitement, enfants moins de 6 ans.

Action : Aphtes, bronchite, rhinopharyngite, herpès, grippe, toux, asthme, insomnies, fatigue musculaire, problèmes neuromusculaires.

Associations : Cyprès, menthe poivrée, romarin, encalyptus globulus, niaouli, lavande, tous les agrumes.

Rose :

Nom Latin : Rosa Centifolia/damascena/gallica.

Famille Botanique : Rosaceae.

Note : Basse.

Chémotype : Monoterpénols 60% ; Alcools aromatiques 1% ; Esters 3-6%.

Origines : Maroc, France, Turquie.

Propriétés : Antidépresseur, antiseptique, antispasmodique, aphrodisiaque, bactéricide, laxatif, veino-tonique.

Contre-indications : Grossesse.

Action : Tension nerveuse, stress, jalousie, ressentiment (aide sécrétion dopamine), tensions prémenstruelles, infertilité masculin, impuissance, circulation sanguine, nausées, constipation, jaunisse, peau sèche.

Associations : Camomille, bergamote, sauge sclarée, géranium, jasmin, lavande, orange, patchouli, bois de santal.

Romarin :

Nom Latin : Rosmarinus Officinalis CT 1,8 Cinéole.

Famille Botanique : Lamiacées.

Note : Médiane.

Chémotype : 1,8 Cinéole 40-45% ; Terpènes à peu près 30% ; Cétone à peu près 15% ; Monoterpénols 8%.

Origines : Source Asie ; Production France, Tunisie, Sud Est Europe.

Propriétés : Analgésique, antidépresseur, puissant antiseptique, antispasmodique, cicatrisant, stimulant, astringent.

Contre-indications : Grossesse, hypertension, épilepsie.

Action : Mémoire, fatigue mentale, céphalées, vertige, rhumatisme hypotension, hépatite, cirrhose, jaunisse, colite, gastralgie, flatulence, colite, dyspepsie, rétention d'eau, douleurs menstruelles, cellulite, obésité, tonifie peau, chute cheveux.

Associations : Cèdre, basilic, encens, géranium, gingembre, pamplemousse, mandarine, orange, menthe poivrée.

Sauge Sclarée :

Nom Latin : Salvia Sciarea.

Famille Botanique : Lamiacées.

Note : Haute.

Chémotype : Monoterpénols 15% ; Esters jusqu'à 75%.

Origines : Europe, Etats-Unis.

Propriétés : Anticonvulsive, antidépresseur, hypotenseur, hypocholestérolémiante.

Contre-indications : Grand sédatif (peut provoquer troubles concentration : mise en garde pour les chauffeurs). Maux de tête à forte dose.

Action : Tension nerveuse, psychose, décongestif bassin (problèmes utérins, infertilité, impuissance, aide contraction utérine accouchement), repousse cheveux, hyper séborrhée, troubles circulatoires.

Associations : Bergamote, cèdre, cyprès, géranium, pamplemousse, jasmin, bois de santal, lavande.

Tea Tree:

Nom Latin : Melaleuca Alternifolia.

Famille Botanique : Myrtacées.

Note : Haute.

Chémotype : Monoterpénols 40-45% ; Monoterpènes 45% ; Oxydes 4%.

Origines : Australie.

Propriétés : Antiseptique, antibiotique, cicatrisant, fongicide, insecticide, antiseptique.

Contre-indications : Peut irriter peaux sensibles.

Action : Suite choc émotionnel (revitalisant), système immunitaire, grippe, fièvre, fortifiant, infections génitales, piqûres insectes, entérites, otites, parasites intestinaux.

Associations : Cyprès, encalyptus, gingembre, lavande, citron, orange, romarin, thym, cannelle.

Thym :

Nom Latin : Thymus Vulgaris CT Thymol.

Famille Botanique : Lamiacées.

Note : Médiane.

Chémotype : Monoterpènes ; Phénols (thymol jusqu'à 60%).

Origines : Europe du Sud.

Propriétés : Anti infectieux majeur, bactéricide, expectorant, stimulant, vermifuge.

Contre-indications : Puissant antiseptique (peut être toxique en utilisation prolongée), peau sensible, grossesse, hypertension.

Action : Pathologies infectieuses, toux, refroidissement, bronchite, pharyngite, asthme, fatigue générale, système immunitaire, hypotension, sciatique, arthrose, diurétique, cystite, dysménorrhées, leucorrhées.

Associations : Bergamote, cèdre, camomille, genévrier, citron, mandarine, romarin.

Ylang Ylang :

Nom Latin : Cananga Odorata.

Famille Botanique : Anonacées.

Note : Basse.

Chémotype : Esters 35% ; Monoterpénols 17% ; Sesquiterpènes 35%.

Origines : Seychelles, Mauritanie, Tahiti, Philippines.

Propriétés : Antidépresseur, antiseptique, aphrodisiaque, hypotenseur, sédatif.

Contre-indications : Peut causer des maux de tête et des nausées à usage prolongé, peaux sensibles, dermatoses.

Action : Colère, anxiété, panique, peur (réduit flux adrénaline), régulation hormonale suite à accouchement, tachycardie, hypertension, entérite, peaux sèches ou grasses (régule sécrétion sébum).

Associations : Bergamote, pamplemousse, jasmin, lavande, citron, orange, patchouli, rose, romarin, bois de santal.

Ces exemples sont destinés à faire comprendre que les propriétés des huiles essentielles dépendent de leurs composants biochimiques.

Utiliser les huiles essentielles lors d'un protocole de massage bien-être est considéré comme un acte non thérapeutique. S'il n'implique pas de gros risques, il peut subsister des réactions allergiques : vérifier que le client ne présente aucune contre-indication. Le moindre doute doit vous faire renoncer à leur utilisation.

Demander au client s'il a des allergies, de tout ordre. Si une personne est allergique à la noix de coco, il ne faut pas le toucher ni avec l'huile de noix de coco ni avec une huile provenant d'une noix, par exemple, huile de noisette, car vous ne savez pas si son allergie vient des noix ou simplement de la noix de coco.

Eviter tout contact d'huile essentielle pure (non diluée) avec les muqueuses (yeux, bouches, nez, oreilles, vagin) et les zones sensibles ou irritées.

Pour un massage bien-être aux huiles essentielles, on ajoute les gouttes dans une huile de base. Cette huile de base est une huile végétale. Se référer aux proportions des gouttes selon la règle de « Note » pour à peu près 25 ml d'huile végétale de base.

Les huiles végétales de base doivent être pures, ni coupées, ni mélangées avec d'autres produits. N'utilisez que des huiles végétales pressées à froid, non oxydées et non raffinées.

Les huiles végétales « bio » même pour une utilisation culinaire sont parfaitement utilisables pour un massage bien-être, si et seulement si elles répondent aux exigences répertoriées ci-dessus.

Les huiles végétales de Tournesol, Sésame ou Noisette offrent une consistante plutôt légère. Elles peuvent être utilisées seules ou combinées avec une huile végétale plus rare.

Voici des huiles végétales et des huiles végétales « rares ». Liste non exhaustive orientée pour la pratique du massage bien-être.

Huiles Végétales :

Huile de tournesol : fortement utilisée en massage, facile à trouver. Contient vitamine E et très peu grasse.

Huile de sésame : huile jaune clair, texture légère, très répandue en massage, riche en vitamines.

Huile d'amande douce : onctueuse et douce, apaisante, calmante, idéale pour massage bébé, détente visage et corps, favorise cicatrisation, réduit inflammation cutanée, soulage démangeaison, nourrit peau en profondeur, l'assouplit, la tonifie et la fortifie.

Huile de macadamia : aide circulation lymphatique, aide microcirculation (couperose, varicosité, rougeur), fatigue musculaire (efficace).

Huile de noisette : fluide, pénétrante, souple, excellente huile de massage, assouplissante, nourrissante, adoucissante, pouvoir de diffusion dans la peau supérieur à l'amande douce, toucher agréable, corps et bébé.

Huile de noyau d'abricot : texture légère, nourrissante, bonne alternative pour toute personne présentant une allergie aux noix, indiquée pour visage, corps et bébé.

Huiles Végétales « Rares » :

Huile d'Argan : Riche en bêta-carotène (provitamine A), vitamine E, vertus anti-âge, revitalise peau fatiguée, raffermit, protège muscle de la dégénérescence liée à l'âge.

Huile d'Avocat : très nourrissante, fine, pour peau délicate, riche vitamines, assouplissante, hydratante, protège peau, régénération cellulaire.

Huile de Bourrache : riche en acide gras essentiel GLA (acide gamma linolénique), agit sur élasticité, souplesse et vitalité de la peau.

Huile de Tamanu : anti inflammatoire, circulation, protège veines et capillaires, cicatrise, régénère, adoucit, utilisée pour le massage des jambes (varices, jambes lourdes), du visage (couperose, rougeurs, acné, eczéma, psoriasis) et du ventre.

Huile de Carotte : affine le grain de la peau, l'équilibre et l'assouplit, peut teinter sa couleur, utilisé en massage pour ses vertus antirides.

Huile de Jojoba : calme, assouplit, protège, hydrate, régule le sébum, adaptée aux peaux acnéiques, soin cheveux, peaux sensibles et déshydratées, insensible à ni la chaleur ni aux UV, idéale pour un massage estival en plein air en bordure de piscine !

Huile de Millepertuis : peut s'utiliser en compresse et pansement pour cicatriser les plaies et les brûlures, soulage douleurs du dos et des articulations, anti inflammatoire.

Huile de Nigelle : utilisée en médecine ayurvédique, augmente potentiel vital, stimule immunité, utile pour acné, eczéma, psoriasis et mycose.

Pour les inflammations, pensez à l'huile de millepertuis.
Pour une action antiride sur le visage, pensez aux huiles d'avocat, de carotte, de bourrache. En cas de problème de peau, pensez aux huiles d'argan, de bourrache, de tamanu. Pour un massage amincissant ou circulatoire, pensez à l'huile de macadamia. En cas de fatigue, pensez à l'huile de nigelle.

LE PRATICIEN EN MASSAGE BIEN-ÊTRE

Le Praticien en Massage Bien-Être est un professionnel ayant la capacité de prodiguer des séances de massage non thérapeutique bien que représentant un soutien précieux.
Il doit être en mesure d'élaborer la séance la plus adaptée possible en restant dans son champ de compétences.
Il doit sans cesse revenir sur la partie préparation : préparation de la pièce, se centrer, l'écoute juste, la juste distance, la mise en place, l'intention juste et surtout PURE.
Il doit maîtriser les notions de projection et de transfert afin de pouvoir les identifier et ainsi rester dans une quête perpétuelle de disponibilité, de professionnalisme, d'éthique, d'efficacité et surtout de CONFIANCE.
Il doit tout au long de sa vie faire un travail personnel sur lui-même.

Pour réaliser une ou plusieurs séances de massage bien-être, le Praticien en Massage Bien-Être doit maîtriser les éléments vus lors de la préparation des lieux et de sa préparation en tant que professionnel. C'est la base pour garantir le sérieux et la marque du sens professionnel.

Il peut établir une fiche bilan pour recueillir les informations qu'il juge utiles lors de l'entretien qui précède la séance.

Mise en confiance et points importants :

Il peut expliquer à la personne le déroulement de la séance. Ainsi, il va amplifier la mise en place de la relation de confiance.

Il va demander au client d'aller aux toilettes si nécessaire afin d'éviter toute urgence de cet ordre pendant la séance.

Il adapte son vocabulaire pour une bonne compréhension de son interlocuteur.

Il va expliquer au client comment on peut respirer pendant la séance. C'est un aspect important.

Il va demander si le client a des questions. Ecoute et bienveillance.

Il va informer le client et le mettre à l'aise : laisser manifester toute réaction (bailler, parler, douleur, émotions…). Pour les bienfaits de la séance.

Dire à la personne qu'il est préférable de fermer les yeux pour la détente (sans lui imposer).

Prévoir un support pour poser les vêtements et les bijoux.

Ne pas rester dans la pièce lorsque la personne se déshabille ou prévoir un paravent. Dire à la personne : « je vous laisse, je vais me laver les mains ».

Repositionner la personne à chaque changement.

Faire respirer la personne avant de commencer.

A la fin de la séance, aller vers la tête du client et dire : « la séance est terminée, restez au calme quelques instants pour savourer votre séance ».

Toujours proposer à boire : eau, thé, tisane…

A la sortie, demandez comment s'est déroulée la séance (douleur ? autre ?).

Si la personne est véhiculée, dire de faire attention sur la route, les effets réflexes sont diminués jusqu'à environ 15 minutes après la séance.

Expliquer le « feedback » : il se peut que des « réactions bizarres » se manifestent (c'est une hypothèse). Maux de tête, diarrhée, réaction de bien-être, joie, paix, colère…autres. Chacun est différent.
Pour rappel, une croyance est une pensée construite et très personnelle dont nous avons l'intime conviction qu'elle est valide, vraie, réelle, authentique et véritable et qui nous sert de repère dans nos actes quotidiens, notre vision du monde, nos jugements sur nous-mêmes, les autres ou le temps. Parfois, voire même souvent, nos freins, nos blocages, nos difficultés quotidiennes sont issues de certaines de ces croyances qui se qualifient alors de limitantes.

NOTION DE CROYANCE LIMITANTE

Si vous vous reconnaissez dans l'un des points ci-dessus, vous êtes victime d'une croyance limitante. Elles portent en elles-mêmes les germes de leur propre réalité, c'est-à-dire que le simple fait d'y croire fera qu'elles deviendront vraies, par un processus plus ou moins conscient.

Voici une liste d'affirmations. Prenez quelques secondes pour les parcourir, et posez-vous la question : « ai-je déjà prononcé ou pensé cette phrase ? » :

« Je n'ai pas de chance »
« Ce n'est pas la peine d'essayer, je sais que je n'y arriverai pas »
« Tu sais, les maths / la politique / l'art / la cuisine / le bricolage / etc..., ce n'est pas mon truc »
« Je ne suis pas fait pour faire du sport »
« Je suis incapable de perdre du poids »
« Si j'aborde cette fille ou ce garçon, elle/il va se moquer de moi »
« Je n'aurai jamais le bac, je suis un mauvais élève »
« Je n'ai pas confiance en moi »
« Je ne suis pas assez intelligent pour comprendre ça »
« Les hommes pensent qu'au sexe »
« Une femme qui aime le sexe est une salope »
« Je me sens coupable de vivre »
« Je ne suis pas digne »
« Ce que je dis n'est pas important »
« Le monde est dur »
« Il faut souffrir pour être belle »
« Les hommes préfèrent les maigres »
« Je suis nul »
« L'argent ne fait pas le bonheur »
« L'argent est sale »
« Aider et avoir de l'argent ne fait pas bon ménage »
« Une personne altruiste n'est pas riche »
« La fidélité n'existe pas »
« Une femme est plus fidèle qu'un homme »
« Je n'y arriverai jamais »
« C'est dangereux d'essayer quelque chose de nouveau »

Bien entendu, cette liste n'est pas exhaustive, vous vous imaginez le nombre illimité d'exemples que nous pouvons répertorier ?
Cet exercice pour identifier que la majorité d'entre nous sommes porteur de croyances limitantes. Certains trouveront dans cette liste, certains exemples forts.
Si nécessaire, en vous observant vous-même, sans auto-jugement, en s'acceptant tel que vous êtes, vous pourrez éventuellement identifier d'autres exemples ou en les reconnaissant davantage.

Chaque individu est unique, dans son histoire, dans ses croyances, dans sa pudeur, en tout point. En ayant conscience de nos propres caractéristiques, que l'on peut identifier tout au long d'une vie, nous nous libérons et nous pouvons accueillir autrui sans s'y identifier.
Cela se nomme l'EMPATHIE.
L'Empathie, « prendre avec », comprendre l'autre. Respect, pudeur, non jugement, disponibilité...EMPATHIE...Restez ce que vous êtes dans toute votre authenticité afin d'en faire votre propre force.
L'empathie, c'est-à-dire la perception des émotions d'autrui qui débouche sur l'altruisme car l'individu devient plus réceptif aux subtils signaux qui indiquent les désirs et les besoins d'autrui.
Selon les différentes cultures, éducations, influences, personnalités, « ce qui est considéré comme indécent », que ce soit en termes de paroles ou d'actions, peut différer d'un pays à l'autre, d'un individu à l'autre.

Conclusion :

Notions importantes : Ecoute juste, JUSTE DISTANCE – HUMILITE, prendre conscience des croyances limitantes, les représentations de chaque individu. L'histoire personnelle, l'éducation, les croyances religieuses ou philosophies de vie, la construction personnelle → « PAPA, MAMAN » et les expériences de vie, toujours être conscient et rester vigilant.
Et garder en fil rouge, son Intention Juste : elle correspond à l'objectif de formation, c'est l'intention propre à tout thérapeute. Intention juste, pure tout au long de chaque séquence.

NOTRE PEAU, SON INCROYABLE RICHESSE

La peau : sa structure, les récepteurs sensoriels cutanés

Il faut savoir que la peau est l'organe le plus grand du corps Humain (soit 16% de son poids total). Elle se compose de plusieurs tissus et représente un rempart protecteur de l'organisme contre le milieu extérieur. Imperméable mais pas impénétrable. C'est un organe multi sensoriel : sensibilité au contact, à la pression, à la température, à la douleur. Elle constitue l'un des organes les plus complets du corps Humain. C'est le seul organe à être directement en relation avec toutes les fonctions du corps et de l'esprit.

L'embryologie nous enseigne que la peau et le système nerveux proviennent de la même couche de l'embryon, appelée l'ectoderme (feuillet cellulaire superficiel de l'embryon, responsable de la constitution de la peau, des organes sensoriels et du système nerveux).

L'unité de la peau n'est pas uniquement superficielle. En plus de protéger nos organes, 2 m2 de peau nous aident à identifier les objets et à établir des liens intimes entre nous-mêmes et le reste du monde. La peau nous permet de nous sentir distincts de notre milieu.

Composition chimique de la peau : 70 % d'eau, 27,5 % de protéines, 2 % de matières grasses et 0,5 % de sels minéraux et oligoéléments (zinc, cuivre, fer, magnésium, etc.).

La peau se divise en 3 couches principales : l'épiderme (couche superficielle), le derme (couche intermédiaire) et l'hypoderme (couche profonde).

Pour répondre à son rôle de protection, la peau doit être un rempart résistant et imperméable. C'est principalement le rôle de l'épiderme qui est directement exposé à l'environnement extérieur.

L'épiderme : la couche superficielle

L'épiderme ne contient pas de vaisseaux sanguins ni de vaisseaux lymphatiques alors que le derme en contient beaucoup.

L'épiderme se compose de trois types de cellules

a) Les kératinocytes : production de la kératine (protéine fibreuse et résistante qui protège la peau et les tissus sousjacents contre la chaleur, les microorganismes et les substances chimiques), insoluble dans l'eau (production d'un enduit imperméabilisant), protection de la peau contre les rayons ultraviolets.

b) Les mélanocytes : élaboration de la mélanine (garante de la pigmentation de la peau). Pigment brun qui colore la peau et capte les rayons ultraviolets nocifs. Leurs minces et longs prolongements s'incrustent entre les kératinocytes pour leur transmettre des granules de mélanine. Ils entrent ensuite dans les kératinocytes et s'installent devant la face du noyau cellulaire tournée vers l'environnement extérieur dans le but de protéger l'ADN des rayons ultraviolets.

c) Les cellules de Langerhans : participent au système immunitaire. Ce ne sont pas des cellules épidermiques. Elles proviennent de la moelle osseuse et se déplacent vers l'épiderme. Connues essentiellement pour leur rôle immunitaire.

L'épiderme se divise en cinq couches

a) La couche cornée : elle contient des cornéocytes (ultime phase du phénomène de mutation des kératinocytes) et des lipides épidermiques. Elle protège contre les facteurs exogènes (du milieu extérieur : soleil, degré de température, pollution…) et contre la perte d'eau.

b) La couche claire : elle représente la transition entre la couche granuleuse et la couche cornée.

c) La couche granuleuse : lieu du début du phénomène de « kératinisation » des kératinocytes (ils évoluent en cornéocytes).

d) La couche épineuse ou « corps muqueux de Malpighi » : accueille trois à dix couches de kératinocytes.

e) La couche basale : c'est la couche la plus profonde de l'épiderme. Elle régénère en permanence la peau grâce à la division cellulaire. Les cellules issues de cette division cellulaire se déplacent vers les couches supérieures par mutations. Entre ces cellules basales, les mélanocytes viennent ensuite s'y intercaler.

Le derme : la couche intermédiaire, « le cerveau de la peau »

C'est un tissu conjonctif, soit relativement solide. A titre informatif, on retrouve les tissus conjonctifs autour des organes. Son rôle consiste à protéger les organes qu'il entoure. Ici, son rôle est de soutenir l'épiderme.

Le derme se divise en deux couches : le derme superficiel et le derme moyen et profond.

Le derme superficiel ou « derme papillaire »

Couche intermédiaire en symbiose constante avec l'épiderme dont la jonction épidermique les sépare. Cette couche est riche en terminaisons nerveuses.

Le derme profond et moyen ou « derme réticulaire »

C'est un tissu conjonctif contenant un réseau de fibres élastiques.

Il y a plusieurs types de cellules dans le derme :

- Des fibroblastes (synthèse du collagène, protéine vitale pour l'élasticité des tissus)
- Des histiocytes et mastocytes (rôle majeur dans les réponses immunitaires de la peau)

L'hypoderme : la couche profonde

C'est un tissu adipeux (tissu conjonctif comprenant une matrice de cellules graisseuses) localisé sous le derme. Des vaisseaux et des nerfs le traversent pour atteindre le derme.

Il est garant de plusieurs propriétés : isolant thermique, protecteur (amortisseur entre les os et le derme), énergétique (stockage des graisses) et morphologique (modelage de la silhouette selon l'âge, le sexe et l'apport nutritionnel de l'individu).

La peau se compose également de ses annexes. Elles naissent dans le derme et l'hypoderme.

Les annexes de la peau regroupent les poils, les glandes cutanées (sébacées, sudoripares) et les ongles.

Les glandes cutanées sont importantes. Elles constituent des voies d'évacuation des déchets du métabolisme.

Les glandes sébacées sont situées dans le derme et sont, pour la plupart, reliées aux poils. Elles sécrètent du sébum (substance huileuse contenant des lipides et des protéines), indispensable au bon fonctionnement de la peau, des poils et des cheveux. Il protège contre l'évaporation d'eau à la surface de l'épiderme.

Les glandes sudoripares sont nombreuses et sont localisées sur toute la surface de la peau. Elles sécrètent de la sueur. Cette dernière contribue à réguler la température du corps. Les glandes sudoripares sont aussi déclenchées en cas de stress au niveau des mains, pieds et aisselles.

Les récepteurs sensoriels cutanés

Ils renseignent notre cerveau sur ce qui est en contact avec notre peau.

Les terminaisons nerveuses de la peau transmettent les stimuli (froid, chaud, douleur, pression, etc.) au système nerveux central pour l'analyse.

Les mécanorécepteurs

Récepteurs de Merkel ou « disques de Merkel » : ce sont des terminaisons nerveuses qui interviennent dans le « toucher discriminant », qui fournit des informations précises sur une sensation tactile, la forme, la taille, la texture de l'objet... Ces terminaisons sont abondantes dans le bout des doigts, les organes génitaux externes et les lèvres. Elles sont souvent appelées « corpuscules » ou « disques » et localisées à la base de l'épiderme. Ces récepteurs permettent notre perception tactile de haute qualité. Ils font partie des mécanorécepteurs à adaptation lente. Similairement aux corpuscules de Ruffini, ils informent sur l'intensité et la durée d'une pression.

Récepteurs de Pacini ou « corpuscules de Pacini » : ils sont constitués de terminaisons nerveuses et sont situés dans l'hypoderme (en profondeur). On les localise abondamment à la face palmaire des doigts. Ils sont sensibles aux vibrations rapides, aux pressions et aux chatouillements. Ils font partie des mécanorécepteurs à adaptation rapide, responsables majeurs du toucher. Ils perçoivent la durée d'un contact, par la détection du début et de la fin de toute pression. Ils sont le centre de perception de la douleur avant d'arriver au cerveau.

Récepteurs de Meissner ou « corpuscules de Meissner » : ils sont constitués de terminaisons nerveuses et se situent dans la partie supérieure du derme (le derme papillaire). Ils sont sensibles au toucher léger. Ce sont des mécanorécepteurs à adaptation rapide. Similairement aux corpuscules de Pacini, ils saisissent les vibrations ou les mouvements.

Récepteurs de Ruffini ou « corpuscules de Ruffini » : ce sont des mécanorécepteurs à adaptation lente. Ce sont des indicateurs de pression et de sensation de l'étirement de la peau. Toute déformation mécanique est aussitôt détectée. Ils constituent 20% des récepteurs sensoriels dans les mains et leur présence est abondante dans la plante des pieds.

Récepteurs de Krause ou « corpuscules de Krause » : récepteurs sensoriels qui permettent d'apprécier les variations de température. Ils jouent un rôle dans la perception de la pression et du froid. Ce sont des mécanorécepteurs à adaptation rapide.

Les thermorécepteurs

Ce sont des terminaisons nerveuses libres, sensibles à la chaleur ou au froid. Les récepteurs du froid sont localisés dans la couche basale de l'épiderme et activés par les températures de 10 à 40°C. Les récepteurs de chaleur sont situés dans le derme, activés par les températures de 32 à 48°C. Les températures inférieures à 10°C ou supérieures à 48°C activent les nocicepteurs.

Les nocicepteurs

Ce sont des terminaisons nerveuses libres, sensibles à la douleur. Leur activation peut se réaliser par des stimuli mécaniques, chimiques intenses et thermiques.

La peau : organe multifonctions

Organe sensoriel :

La multitude des récepteurs tactiles très répandus dans la peau en font un organe sensoriel doué d'une forte et grande sensibilité. La peau est l'organe majeur du Toucher qui met en œuvre des échanges psycho-affectifs. Douceur, affection, chaleur peuvent donc être transmis par le toucher : le massage bien-être par exemple.

La peau sert d'outil de communication au nourrisson (n'ayant pas encore à sa connaissance le langage). La stimulation tactile maternelle de l'enfant est d'une grande importance pour son équilibre futur. Ceci en vue de pouvoir établir des relations et des contacts avec autrui.

Thermorégulation :

La régulation de la température corporelle s'effectue grâce à la libération de la sueur et au changement du débit sanguin dans le derme.

Quand la température ambiante s'élève ou en cas d'activité intense, l'évaporation de la sueur à la surface de la peau va permettre la réduction de la température corporelle.

Quand la température ambiante baisse, la sudation diminue et la chaleur corporelle est donc maintenue.

Pendant une activité physique, la circulation sanguine abondante provoque la dissipation de la chaleur corporelle par rayonnement.

Protection :

La peau isole l'organisme de l'environnement extérieur. C'est la première ligne de défense du corps.

Excrétion :

La Naturopathie définit la peau comme un « émonctoire », porte de sortie des déchets du métabolisme. Elimination du gaz carbonique, de l'urée, de l'ammoniaque, d'autres substances toxiques et de l'eau. Elle contribue à l'épuration de l'organisme.

Absorption :

La peau absorbe facilement les matières liposolubles (vitamines A, D, E), les huiles essentielles (liposolubles dont l'assimilation est garantie par le sébum, le cholestérol et les triglycérides au niveau de la couche cornée), certains gaz (oxygène...), des solutions toxiques (notamment solvants tel que l'acétone), les sels des métaux lourds (plomb, mercure…).

En moins d'une heure, des huiles essentielles appliquées, circulent dans le sang sont transmises aux différents organes du corps.

Métabolisme :

La peau contribue à la synthèse de la vitamine D grâce à la combinaison des actions UV du soleil et du cholestérol. La vitamine D aide à l'absorption du calcium alimentaire).

Emotion :

La peau définit ce qui est « intérieur » et ce qui est « extérieur ». C'est le rempart protecteur de l'organisme. C'est un organe de contact et de communication : une peau « bouchée » peut être synonyme de difficultés relationnelles avec l'environnement. Les émotions et les peurs de tout ordre s'impriment sur la peau et influencent sa couleur, son aspect, son teint, son ouverture, son ressenti, sa liberté face à la sensualité tactile.

Kolibri 360 GmbH
Ferdinand-Jühlke-Straße 7
99095 Erfurt, Deutschland
produktsicherheit@kolibri360.de

Druck:
CPI Druckdienstleistungen GmbH
im Auftrag der
Kolibri 360 GmbH
Ferdinand-Jühlke-Str. 7
99095 Erfurt